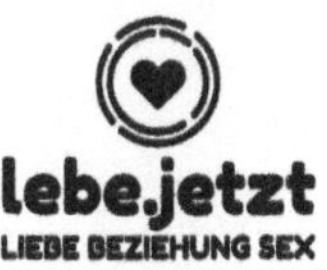
lebe.jetzt
LIEBE BEZIEHUNG SEX

Tina Rose

# Der weibliche Orgasmus

Erotik-Ratgeber

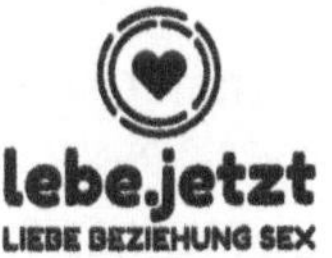

LEBE.JETZT HARDCOVER
BAND 514
1. AUFLAGE: JULI 2019
2. AUFLAGE: DEZEMBER 2022
3. AUFLAGE: DEZEMBER 2023
4. AUFLAGE: JULI 2024
5. AUFLAGE: DEZEMBER 2025

VOLLSTÄNDIGE BUCHAUSGABE
ORIGINALAUSGABE

LEBE.JETZT IST EINE MARKE VON


LEKTORAT:
MARIE GERLICH

UMSCHLAGGESTALTUNG: WWW.HEUBACH-MEDIA.DE
GESETZT IN DER TRAJAN PRO,
ADOBE GARAMOND PRO & CORPORATE S

PRINTED IN GERMANY
ISBN 978-3-96477-099-8

WWW.BLUE-PANTHER-BOOKS.DE
HERSTELLER: BLUE PANTHER BOOKS OHG
OSTERFELDSTRASSE 12-14 | 22529 HAMBURG | DEUTSCHLAND
E-MAIL: INFO@BLUE-PANTHER-BOOKS.DE

## *Inhaltsverzeichnis*

## *Ein Wort an dich, lieber Leser,*

So, mein Lieber, du hast dich also entschieden, zum perfekten Liebhaber zu werden? Du möchtest der Mann sein, den keine Frau mehr aus ihrem Bett stößt, wenn sie erst einmal in deinen Armen gelandet ist? Sehr gut! Denn glaube mir, der folgende, von Frauen oft geäußerte Satz, ist stets geschwindelt:

**»Schatz, ich liebe dich und genieße den Sex mit dir auch dann, wenn ich einmal nicht komme.«**

Als Beraterin in Sachen Sex und Liebesdingen, aber auch als Frau kann ich dir versprechen: Meine Geschlechtsgenossinnen wissen es wirklich zu schätzen, wenn ein Mann gut im Bett ist. Hat uns ein Mann in einer perfekten Nacht wirklich Orgasmus um Orgasmus beschert, hat er gemeinsam mit uns die Kissen zerwühlt und sind wir in seinen Armen und auf seinem Schwanz geradezu in Trance gefallen, dann wollen wir mehr davon – viel mehr!

Vermutlich kannst du dir als Mann – wobei es sicher auch die ein oder andere Frau geben wird, die uns als Leserin begleitet – gar nicht vorstellen, wie häufig ich mit meinen Freundinnen oder Klientinnen zusammensitze und derartige Sätze und die passenden Geschichten dazu höre:

*Eigentlich sollte es ein One-Night-Stand werden, aber nach dieser einen Nacht wusste ich, das ist mehr. Heute sind wir verheiratet und haben drei Kinder.*

*Er ist ein richtiger Arsch, aber irgendwie lande ich immer wieder in seinem Bett. Der Sex ist einfach zu gut.*

*Trennen wollte ich mich schon lange von ihm. Aber dann müsste ich ja auf die vielen wunderschönen Orgasmen verzichten, zu denen er mich immer wieder bringt.*

Außerdem verrate ich dir noch ein weiteres Geheimnis: Wir Frauen reden untereinander über alles! Okay, dass wir mehr quatschen als ihr Männer ist nicht wirklich ein Geheimnis – *Sex and the City* sei Dank, hat dies mittlerweile auch der letzte Mann verstanden. Was ich meine, ist Folgendes: Wenn du – und sei es nur für eine Affäre, einen One-Night-Stand, oder mein (früheres) Lieblingsgeschehen, einen One-Weekend-Stand (heute lebe ich monogam, zumindest was andere Männer angeht) – mit einer Frau im Bett landest, werden dies all ihre Freundinnen erfahren. Das heißt aber auch: Wenn du Mist baust, hast du verdammt schnell den Spitznamen Mr.-30-Seconds weg. Andererseits, wenn du eine von uns Frauen wirklich begeistert hast, werden ihre Freundinnen das ebenfalls erfahren und ihr Interesse wird geweckt.

Es ist keine allzu seltene Ausnahme, dass eine Frau, nachdem sie sich aus welchen Gründen auch immer gegen eine Partnerschaft oder eine langfristige Affäre mit einem bestimmten Mann entschieden hat, ihrer Freundin empfiehlt: »Den musst du antesten. Der ist ein echter Hengst im Bett.« Aber auch in einer festen Langzeitbeziehung wird eine Frau es zu schätzen wissen, wenn du die Verantwortung für ihren Orgasmus übernimmst.

Platt gesagt: Weshalb sollte sie sich auf der Straße oder in den Clubs nach irgendwelchen potenziellen Versagern im Bett umdrehen und anfällig für deren Avancen sein, wenn sie zu Hause den perfekten Lover hat?

Nach all diesen guten Nachrichten habe ich an dieser Stelle noch eine weitere, vielleicht sogar die beste:

**Guter Sex ist lernbar!**

Und für euch Männer ist dies sogar noch wesentlich leichter als für uns Frauen. Mit anderen Worten: Ist eine Frau im Bett alles andere als eine Granate, hat sie es schwer, dies zu ändern. Dann befinden sich die Ursachen meist auf psychischer Ebene und diese abzustellen, kann sehr, sehr lange dauern. Bei Männern sind die Probleme in der Regel eher »technischer« oder »körperlicher« Natur und lassen sich dementsprechend leicht abstellen. In diesem Sinne: Viel Freude beim Lesen, viel Freude beim Ausprobieren. Und bitte nie vergessen:

**Der Weg ist das Ziel –**
**zumindest beim Liebesspiel.**

## *Vagina und Co. – Objekt deiner Begierde, Objekt deiner Verantwortung*

Natürlich sind dir die körperlichen Unterschiede zwischen Männlein und Weiblein bekannt. Selbst für den unwahrscheinlichen Fall, dass du noch Jungfrau sein solltest, hast du in unserer übersexten Welt mit an Sicherheit grenzender Wahrscheinlichkeit bereits zahlreiche nackte Frauenkörper gesehen. Ich verwende hier bewusst den Begriff Frauenkörper, da du – bitte glaube mir – in Pornofilmen keine echten, realen Frauen, sondern eben nur deren Hülle, deren Körper zu sehen bekommst. Trotz oder vielleicht gerade weil nackte Körper in der heutigen Zeit omnipräsent sind, möchte ich deinen Blick gezielt auf das weibliche Geschlecht lenken. Denn dieses ist mehr als nur eine Körperöffnung, derer man sich im Pornostyle bedient.

So wie kein Formel-Eins-Fahrer in ein Rennen starten würde, ohne sich die Strecke genau angesehen zu haben, so wie jeder Rallyepilot sich vor Fahrtbeginn mit dem Terrain bekannt macht, so solltest auch du dich mit deinem Einsatzgebiet vertraut machen. Nur wer das wirklich genau kennt, wird dort zu Bestleistungen fähig sein. Bei euch Männern ist es ja ganz einfach: Ihr habt nun mal einen Penis und dahinter baumeln zwei Hoden. Mehr muss frau kaum wissen, um sich unterhalb eurer Gürtellinie zurechtzufinden und euch zu befriedigen.

Bei uns Frauen ist dies natürlich mal wieder wesentlich komplexer – böse, männliche Stimmen mögen auch von komplizierter sprechen. Bei uns gilt es, zwischen den äußeren, sichtbaren Geschlechtsorganen und den inneren zu unterscheiden.

### *Die inneren Geschlechtsorgane*

Bei den inneren Geschlechtsorganen werden Eierstöcke, Eileiter und Vagina (Scheide) unterschieden.

Vagina

- Die Vagina oder Scheide an sich ist eine Art dehnbarer Schlauch von bis zu 10 cm Länge. Sie besteht aus elastischem Muskelgewebe, wodurch sie sich weiten kann, um bei der Geburt einem Kind Durchlass zu gewähren oder beim Sexualakt einen Penis aufzunehmen. Bei sexueller Erregung wird die Scheide feucht, wodurch das Eindringen deines Schwanzes erleichtert wird.

Jungfernhäutchen

- Auch wenn unsere oversexte Zeit viele dazu verleitet, das Jungfernhäutchen als einen nicht real existierenden Mythos anzusehen – es gibt sie tatsächlich. Beim Hymen, wie es auch genannt wird, handelt es sich um eine feine Membran, durch deren kleine Öffnung Menstruationsblut ausfließen kann. Beim ersten Geschlechtsverkehr reißt das Jungfernhäutchen in der Regel ganz oder teilweise.

Gebärmutter

- Die Gebärmutter oder auch Uterus ist der Hohlmuskel, in dem sich der Fötus entwickelt. Monat für Monat baut sich in ihrem Innern die Gebärmutterschleimhaut auf, die sich am Ende des Zyklus ablöst und zur Menstruationsblutung führt. Der schmale Teil der birnenförmigen Gebärmutter ist gegen die Scheide gerichtet, bildet den Muttermund und wird als Zervix bezeichnet. Dieser lässt sich von der Scheide her ertasten.

Eierstöcke

- Bei den Eierstöcken handelt es sich um die Geschlechtsorgane der Frau. Sie sind etwa so groß wie kleine Pflaumen und haben auch deren Form. Sie sind verantwortlich für die Produktion der weiblichen Hormone Östrogen und Progesteron, die den Zyklus bestimmen.

Eileiter

- Die Eileiter sind feine Röhrchen von etwa 10 bis 15 cm Länge. Ihre trichterförmigen Enden ermöglichen die Aufnahme der Eizelle nach dem Eisprung. Das Verschmelzen der Ei- mit der Samenzelle (Befruchtung) findet hier statt.

### *Die äußeren Geschlechtsorgane*

Nun aber zu den äußeren Geschlechtsorganen, da diese im Zentrum der weiblichen Lust und somit im Zentrum unseres Interesses stehen: Sie werden auch als Vulva bezeichnet und bestehen aus Venushügel, Klitoris und Scheidenvorhof sowie den beiden großen und den beiden kleinen (Scham-)Lippen. Innerhalb Letzterer befinden sich der Scheideneingang und die Harnröhrenöffnung, die der Ausscheidung des Urins dient.

Venushügel

- Er liegt am oberen Ende der Scheide, besteht aus Fettgewebe und ist mit (Scham-)Haar bedeckt.

Große (Scham-)Lippen

- Vom Venushügel abwärts finden sich die großen, ebenfalls behaarten (Scham-)Lippen, die die Vagina begrenzen.

Kleine (Scham-)Lippen

- Sie liegen innerhalb der Vagina und werden von zahllosen Nerven und Blutgefäßen durchzogen. An der Stelle, an der die kleinen (Scham-) Lippen zusammenwachsen, umspannen sie die Klitoris mit einer Art Vorhaut.

Klitoris

- Sie ist sozusagen das Gegenstück zu deinem Penis. Aufgrund ihrer über 8.000 Nervenzellen ist sie der wohl empfindlichste Körperteil der Frau. Sie setzt sich zusammen aus zwei Schwellkörpern, die sich ähnlich wie der männliche Penis bei sexueller Erregung mit Blut füllen und anschwellen. Obwohl die erigierte Klitoris etwa

2,5 cm lang werden kann, fällt sie kaum auf, da nur ein Zehntel davon sichtbar ist. Ohne das in diesem Ratgeber noch Kommende vorwegnehmen zu wollen, kann ich dir bereits jetzt raten: Wenn es dir um die Lust der Frau geht, solltest du dich ihrer Klitoris besonders intensiv widmen.

## *Der weibliche Orgasmus*

### *Begriffsklärung, Annäherung ;)*

Nein, keine Angst. An dieser Stelle erwartet dich keine ausführliche wissenschaftliche Auseinandersetzung mit der schönsten Sache der Welt. Aber so ein klein bisschen möchte ich schon abklären, worüber wir sprechen, wenn die Rede vom Orgasmus ist. Dieser lässt sich wie folgt definieren:

*»Orgasmus, der Höhepunkt der sexuellen Erregung, dem ein Gefühl einer sehr angenehmen Entspannung folgt.« (Kompaktlexikon der Biologie, 2001)*

*»Definition Orgastische Entladung: Durch genügend starke sexuelle Erregung ausgelöstes, reflektorisches Geschehen mit einer bis mehreren rhythmischen Kontraktionen der Beckenboden- und Abdominalmuskulatur, gefolgt von einem Rückgang der Vasokongestion und einem Absinken des Muskeltonus.« (Bischof, 2008)*

Da, wie später noch zu klären sein wird, nicht wenige Frauen Probleme haben, zum Orgasmus zu kommen, sollen an dieser Stelle auch zwei häufig vorkommende, häufig miteinander verwechselte Störungen geklärt werden:

- Anorgastie bedeutet, dass keine orgastische Entladung möglich ist.
- Anorgasmie hingegen bedeutet, dass eine Entladung zwar möglich ist, diese jedoch nicht als genussvoll erlebt wird.

### *Spielarten des weiblichen Orgasmus*

Ja, natürlich – als Mann kennst du natürlich nur eine Form des Orgasmus. Der Druck im Kessel steigt an … und steigt an … und steigt an, bis das Ganze überkocht und sich ein Orgasmus in Form mehrerer Liter Sperma entlädt, das in unzähligen Schüben meterweit durch die Wohnung spritzt. So zumindest die Schilderung des ein oder anderen Westentaschenmachos. Aber auch wenn du selbstverständlich nicht zu dieser Sorte Mann gehörst, unterscheidet sich dein Orgasmus vermutlich deutlich von dem einer Frau.

Am besten, wir fangen ganz am Anfang an und erklären dir erst einmal die unterschiedlichen Formen des weiblichen Orgasmus. Von diesen gibt es nämlich theoretisch drei Varianten, und ganz so einfach ist das mit uns Frauen nicht: Denn die unterschiedlichen Arten des weiblichen Orgasmus sind eines der Themenfelder, bei denen wissenschaftliche Erkenntnisse und Empfindungen/Erfahrungen von uns Laien besonders stark auseinandergehen. Während viele Studien zu der Erkenntnis kommen, dass es nur den einen weiblichen Orgasmus gibt, schwören viele Frauen Stein und Bein, dass es für sie persönlich einen deutlichen Unterschied zwischen vaginalem und klitoralem Orgasmus gibt. Um die Verwirrung nun perfekt zu machen, sei darauf hingewiesen, dass außerdem in der ein oder anderen Studie zusätzlich noch der zervikale Orgasmus beschrieben wird.

- Von einem vaginalen Orgasmus ist dann die Rede, wenn dieser durch die Stimulation der Vagina verursacht wird.

- Bei einem klitoralen Orgasmus hingegen wird vor allem die Klitoris stimuliert.

- Zur eher unbekannteren Variante des zervikalen Orgasmus kommt es – du wirst es dir vermutlich schon denken –, wenn der Zervix der Dame stimuliert wird. Jetzt aber schnell im vorherigen Kapitel nachblättern, was die Zervix noch mal war. ;)

In wieweit sich diese drei Spielarten des Orgasmus in Wissenschaft und Alltag tatsächlich unterscheiden, ist für dich als Praktiker eher unwichtig. Wichtig für dich ist zu erkennen, auf welche Stimulierung deine jeweilige Partnerin anspricht. So gibt es tatsächlich viele Frauen, die eine Stimulierung ihrer Klitoris immer der Stimulierung ihrer Vagina vorziehen würden. Hier heißt es tatsächlich: probieren, probieren, probieren und dabei stets aufmerksam und feinfühlig bleiben.

Viele Frauen erleben vor allem dann ihre intensivsten Orgasmen, wenn gleichzeitig Klitoris und Vagina oder sogar Klitoris, Vagina und Zervix stimuliert werden.

## *Weiblicher Orgasmus, männlicher Orgasmus – eh alles das Gleiche?*

Wissenschaftliche Untersuchungen, bei denen Männer und Frauen beschrieben, wie sie ihre Orgasmen erleben, belegen, dass beide Geschlechter dabei die gleichen Empfindungen haben. Vance und Wagner haben dies in einer Studie auf die Spitze getrieben und aus den Beschreibungen erlebter Orgasmen die Namen und Geschlechter der Berichtenden entfernt. Anschließend konnten Probanden nicht mehr feststellen, ob die Schilderung eines Orgasmus aus dem Mund einer Frau oder dem eines Mannes stammte.

Dennoch zeigen Studien vier zentrale Unterschiede zwischen den Geschlechtern:

- Anders als beim Mann können wir Frauen uns glücklich schätzen, mehrere aufeinanderfolgende Orgasmen haben zu können – dazu später jedoch mehr. ;)

- Der Orgasmus der Frau kann deutlich länger dauern als der des Mannes.

- Zwar kontrahiert sowohl bei Frauen als auch bei Männern im Augenblick des Orgasmus die Beckenbodenmuskulatur, doch folgen die Kontraktionen der Frau anders als die des Mannes nicht einem bestimmten Rhythmus.

- Ist der männliche Orgasmus erst einmal eingeleitet, führt ein Stopp der sexuellen Stimulation nicht zu seinem Abbruch. Bei der Frau hingegen kann auch ein einmal eingeleiteter Orgasmus abbrechen, wenn keine weitere Stimulation erfolgt.

## *Und? War's für dich auch schön? Den weiblichen Orgasmus erkennen*

Auf den ersten Blick mag dieser Unterpunkt etwas seltsam erscheinen, denn den Orgasmus des Partners oder der Partnerin sollt man doch nun wirklich erkennen. Leider gilt dies nicht für jeden Mann beziehungsweise für jede Frau – über oftmals gefakte Orgasmen will ich gar nicht erst reden. Wer dies einmal in Perfektion erleben möchte, sollte sich den Filmklassiker Harry und Sally ansehen.

Hier einige Hinweise darauf, dass es dir gelungen ist, deiner Frau einen Orgasmus zu bescheren:

Bei einigen Frauen zeigt sich der Orgasmus, indem …

- sie anfangen zu zucken,
- sie nach dem Zucken in sich zusammenfallen,
- sie besonders feucht werden,
- die Muskeln – in diesem Fall die an der Vagina – sich ähnlich wie bei einem Mann schnell kontrahieren und wieder entspannen.

Ein weiterer guter Hinweis auf den Orgasmus der Partnerin ist auch das Gefühl, die Kontrolle über ihren Körper zu verlieren.

### *Weibliche Ejakulation – Mythos oder Wirklichkeit?*

Glaubt man dem auf unterschiedlichen Videoportalen zur Verfügung stehenden Angebot an pornografischen Filmen, so ist es das Natürlichste der Welt, dass jede zweite Frau bei ihrem Orgasmus ejakuliert. Jede dritte Frau scheint, so suggeriert zumindest die Welt der Pornografie, dabei geradezu literweise Ejakulat zu verspritzen. Dazu nur so viel: Die Realität sieht anders aus!

Prinzipiell jedoch gleicht der weibliche Orgasmus in einigen Details dem männlichen:

- Auch bei uns Frauen steigert sich die Erregung bis zu diesem einen Moment, an dem es zur absoluten Ekstase kommt.

- Auch bei uns Frauen entlädt sich der Orgasmus explosionsartig.

- Auch bei uns Frauen kontrahieren die Geschlechtsorgane wellenförmig.

Während diese Kontraktionen bei euch Männern jedoch dazu führen, dass ihr in meist mehreren Schüben euer Sperma verspritzt, ist dies bei den meisten von uns nicht der Fall. In erster Linie produzieren wir während des Geschlechtsakts eine klare Flüssigkeit, die als Gleitmittel für unsere Vagina fungiert, auf dass ihr besser eindringen und wir reibungslos, schmerzfrei und ab und an auch etwas schneller und heftiger ficken können.

Allerdings stoßen manche Frauen beim Kommen aus ihrer Harnröhre auch Flüssigkeit aus – das ist es, was man oder auch frau als weibliche Ejakulation bezeichnet. Anders als von manchen vermutet, handelt es sich dabei nicht um Urin. Viele Frauen, die im Moment des Orgasmus bewusst oder unbewusst ihre Blase entleeren, verwechseln dies. Tatsächlich unterscheidet sich die Zusammensetzung des weiblichen Ejakulats ganz signifikant von Urin. Ob eine Frau bei einem Orgasmus überhaupt derart ejakuliert, scheint bisher unabhängig von äußeren Faktoren zu sein. So existieren eben Exemplare der Gattung Frau, die niemals eine Ejakulation haben werden, solche bei denen der Orgasmus von Zeit zu Zeit von einer Ejakulation begleitet wird, und solche, bei denen dies die Regel ist.

Das heißt für dich als unseren Lustbereiter Folgendes:

- Wenn deine Partnerin von Zeit zu Zeit eine Ejakulation hat und du unglaublich darauf abfährst: Freu dich über die Situationen, in denen dies stattfindet, verzichte aber darauf, es gezielt herbeiführen zu wollen. Es sind keine Techniken bekannt, mit denen dies erlernt oder bewusst verursacht werden könnte.

- Wenn deine Partnerin bei einem Orgasmus nicht ejakuliert, dann akzeptiere es und beruhige sie: Das Wenigste an Pornos ist Realität – so wie ihr geht es den meisten Frauen.

- Wenn deine Partnerin von Zeit zu Zeit eine Ejakulation hat und du dies widerlich findest: Verpiss dich! Die einzige Möglichkeit, eine Ejakulation zu verhindern, wäre für deine Frau der Verzicht auf einen Orgasmus, und das bist du nicht wert.

## *Multiple Orgasmen – Wo wir Frauen euch (auch noch) überlegen sind!*

Einer meiner ehemaligen Liebhaber war ein ganzes Stück jünger als ich. (Vielleicht folgt ja irgendwann noch ein Ratgeber, wie wir Frauen uns einen jungen Lover ins Bett holen und ihn dauerhaft von uns sexuell abhängig machen.) Neben seinem knackigen Körper – zu allem Überfluss studierte er auch noch Sportlehramt und nahm recht erfolgreich an Triathlonwettkämpfen teil – war seine Fähigkeit, mehrmals kurz nacheinander zu kommen, seine größte Stärke. Nebenbei bemerkt auch eines der Probleme in der Beziehung zu seiner gleichaltrigen (Ex-)Freundin.

Als wir das erste Mal im Anschluss an einen richtig amüsanten Abend miteinander im Bett landeten, geschah Folgendes: Nach unserem Vorspiel und einem wirklich sehr befriedigenden Geschlechtsakt zog er sich aus meiner Scheide zurück und nahm das Kondom ab, um mir auf die Brüste zu spritzen. Keine zwei Sekunden später jedoch begann er, an seinem Geldbeutel zu nesteln. Ich wunderte mich, wozu das jetzt führen sollte und ob er mir jetzt in der Romantik der zerwühlten Bettlaken Fotos seiner süßen, kleinen Hundewelpen zeigen wollte, als er ein zweites Kondom herausholte. Freudig überrascht war ich, als er dies über sein noch immer (oder schon wieder?) erigiertes Glied streifte und mich auf den Bauch drehte, um mich nun von hinten zu nehmen.

Weshalb ich dies erzähle? Weil dieses Prachtexemplar der Gattung Mann erfahrungsgemäß die Ausnahme ist. Bei den meisten Vertretern deiner Spezies ist ein einzelner Orgasmus die Regel. Dies ist zumindest einer der Bereiche, in denen wir Frauen Vorteile genießen. Ein zweiter oder auch dritter Orgasmus ist bei Frauen weit verbreitet. Ich behaupte sogar: Jede sexuell erfahrene Frau, die mit sich und ihrem Körper im Reinen ist und entspannt mit ihrer Sexualität umgeht, kann ein zweites und drittes Mal kommen, zumindest wenn du als Mann es ihr ermöglichst.

Wenn dies bei deiner Partnerin anders ist, nimm sie an die Hand, begebt euch gemeinsam auf Entdeckungsreise und entwickelt euch gemeinsam weiter.

## *Der weibliche Orgasmus – deine Berufung!*

Ja, mir ist natürlich klar, dass du als Mann in konkreten Ursache-Wirkungszusammenhängen denkst. ;) Leider muss ich dich da enttäuschen: Als Krone der Schöpfung funktionieren wir Frauen etwas anders als der technische

Schnickschnack in deiner Werkstatt, bei dem du nur die richtigen Knöpfe drücken, das Werkzeug im passenden Winkel ansetzen und den richtigen Druck ausüben musst, um das gewünschte Ergebnis zu erzielen.

Vermutlich kennst du Ähnliches auch von deinem eigenen Orgasmus: Auch dieser stellt sich mit einigen wenigen Ausnahmen immer dann ein, wenn du selbst oder deine Partnerin dein bestes Stück besonders gut behandelt. Kerzenschein, knisternde Erotik und romantische Stimmung sind hier definitiv keine zwingenden Voraussetzungen – im Gegensatz zu mechanischer Bewegung.

Bei uns Frauen jedoch ist der Orgasmus keine logische Konsequenz der korrekten mechanischen Behandlung unserer Vagina. Wir funktionieren eben anders! Das heißt, für uns müssen viele Faktoren zusammenkommen, damit wir kommen können. Um es für dich noch etwas komplizierter zu machen, hat Aphrodite, die Göttin der Liebe und der Lust, zusätzlich dafür gesorgt, dass dieses Zusammenspiel einzelner Faktoren und Bedingungen von Frau zu Frau sehr unterschiedlich sein kann.

Im Folgenden eine Aufzählung einzelner Faktoren, die vielen Frauen dabei helfen, einen Orgasmus zu erleben:

- romantische, sinnliche Atmosphäre
- Kerzenschein, Musik, ein Gläschen Sekt
- angenehme Wohlfühlumgebung
- der richtige Partner – wobei dies der Mann ihres Herzens sein kann oder auch einfach nur ein aktuell attraktiv erscheinendes Exemplar der Gattung Mann
- ein einfühlsamer Partner, der Klitoris und Vagina zu stimulieren weiß und dabei kreativ ist
- ausreichend Feuchtigkeit, die einen schmerzfreien Geschlechtsakt ermöglicht.

Selbstverständlich erhebt diese Aufzählung keinen Anspruch auf Vollständigkeit – das geht aufgrund unserer Vielfältigkeit gar nicht. Bei manch einer Frau, die du kennenlernst, mögen Peitschen, Knebel und Nippelklemmen auf einer derartigen Liste stehen.

**Von daher und jetzt konkret für dich:** Behalte stets im Hinterkopf, dass eine Frau nicht allein durch den Geschlechtsverkehr zum Orgasmus kommt. Finde nach und nach heraus, welche zusätzlichen Faktoren speziell deine Partnerin benötigt, um den kleinen Tod sterben zu dürfen.

### *Leider Gottes – Problemfall weiblicher Orgasmus*

Wie ich zu Anfang dieses Kapitels bereits angedeutet habe, gibt es mehr Frauen, die Schwierigkeiten haben, zum Orgasmus zu kommen, als du dir vielleicht vorstellen kannst. Daran ist in vielen Fällen ausnahmsweise einmal nicht der Mann schuld. Aber werfen wir zunächst einen Blick auf die Statistik:

- Die *Deutsche Gesellschaft für Sexualforschung* führt an, dass nur jede dritte deutsche Frau (33 Prozent) beim Sex regelmäßig zum Orgasmus kommt – etwas, dass du als Mann dir vermutlich gar nicht vorstellen kannst.

- Eine Studie von *Lehmann* belegt, dass nur 4 Prozent aller Frauen durch eine ausschließlich vaginale Stimulation – beispielsweise durch bloße Penetration – zum Orgasmus kommen.

- durch eine rein klitorale Stimulation kommen immerhin 30 Prozent zum Orgasmus. Am sichersten kommen Frauen laut einer vom Kondomhersteller *durex* durchgeführten Studie, wenn sie sowohl klitoral als auch vaginal stimuliert werden.

- Insgesamt wurde in mehreren Studien festgestellt, dass mehr als 10 Prozent aller Frauen entweder unfähig sind, einen Orgasmus zu erleben oder aber noch nie einen erlebt haben.

Zwei der häufigsten Orgasmusstörungen habe ich dir im Rahmen der Begriffsklärung bereits vorgestellt. Ohne dich zum Sexualtherapeuten ausbilden zu wollen, möchte ich an dieser Stelle noch etwas weiter ins Detail gehen. Dies tue ich einerseits, weil ich der Meinung bin, dass es vollständigkeitshalber zu einem derartigen Ratgeber dazugehört, andererseits weil ich möchte, dass du ein Gespür für das wunderbare Wesen Frau entwickelst.

Bei bereits angesprochener Anorgastie ist es Frauen nicht möglich, zu einem Orgasmus, zu einer orgastischen Entladung der eigenen Lust zu kommen. Dabei wird in der Regel zwischen zwei Formen der Anorgastie unterscheiden:

- Nur in sehr seltenen Fällen sind organische Störungen Ursachen primärer Anorgastie. In der Mehrzahl der Fälle haben betroffene Frauen sich im Prozess des sexuellen Lernens die Erregbarkeit der Vagina nicht aneignen können.

- Bei sekundärer Anorgastie spielen meist Schmerzen, Alkohol oder Antidepressiva eine Rolle.

Anorgasmie hingegen bezeichnet den stark eingeschränkten oder vollständig fehlenden Genuss an der sexuellen Erregung und Entladung. Zu ihr kommt es vor allem dann, wenn die Muskelspannung bei sexueller Erregung besonders hoch ist. Als Ursachen wurden einschränkende Wertvorstellungen, Verbote und Ängste identifiziert. Anorgasmie wird von betroffenen Frauen häufig als mangelnde Fähigkeit, loszulassen, beschrieben und kommt gelegentlich auch bei Frauen vor, die die Bedürfnisse des Partners zu stark in den Mittelpunkt stellen. Irgendwie seid also doch wieder ihr Männer schuld. :)

Und was bitte machst du nun mit all diesen wissenschaftlichen und semiwissenschaftlichen Informationen? Na ja, zumindest zur Kenntnis nehmen und ein für alle Mal kapieren, dass es nicht sinnvoll ist, uns Frauen unter Druck zu setzen. Vielmehr solltest du dich auf jede einzelne deiner Partnerinnen individuell einstellen, sie und ihre Bedürfnisse erkennen und befriedigen. ;)

### *Geheimnis G-Punkt*

Ja, wir Frauen sind ein Mysterium. Und ja, auch unsere Sexualität ist ein Geheimnis. Doch um keinen Aspekt unserer Persönlichkeit, um keine Stelle unseres Körpers ranken sich mehr Geheimnisse als um den berühmten G-Punkt. Generationen von Männern haben sich auf die Suche gemacht, diesen Zauberort zu finden, dessen Stimulation der Frau den sofortigen, vollkommenen Orgasmus schenken würde.

Der G-Punkt hat Schriftsteller inspiriert und Männer und Frauen auf der Suche nach ihm verzweifeln lassen. Man könnte den G-Punkt wohl auch in den heiligen Gral der Sexualität umbenennen. Ob du ähnlich dem unwiderstehlichen Harrison Ford in Indiana Jones fündig wirst, steht jedoch auf einem anderen Blatt.

Natürlich klingt die Existenz eines solchen Punktes auf den ersten Blick verführerisch – auf den zweiten Blick jedoch auch sehr ernüchternd: Unsere Emotionen, unsere Beziehung und unsere Gefühle zu dem uns verwöhnenden Mann sowie unsere körperliche und seelische Verfassung sollen ebenso irrelevant sein wie soziale und kulturelle Einflüsse und Prägungen?

Ernsthaft: Ein Knopf, auf den man(n) einfach nur drückt, um bei der Frau Leidenschaft und letztendlich einen Orgasmus zu erzeugen, kann doch wohl nicht einmal im Sinne von euch Männern sein. Für alle von euch, die bislang noch nicht auf einen solchen Ort gestoßen sind, habe ich beruhigende Nachrichten: Die Wissenschaft zweifelt seine Existenz mehr als nur ein bisschen an!

Dennoch – und damit wir wissen, wovon wir reden – an dieser Stelle eine kurze Definition:

*»Der Gräfenberg-Punkt bezeichnet eine bohnenförmige, erogene Zone in der Vagina, die bei richtiger Stimulation unabhängig von jeglicher klitoraler Stimulation einen Orgasmus verursacht.« (Marcies, 2001)*

Diese Zone befindet sich laut *Marcies* an der Vorderwand der Vagina und wird häufig als leicht raue, erhöhte Stelle beschrieben.

### *Der G-Punkt aus wissenschaftlicher Sicht*

Erste Hinweise auf die Existenz eines besonders empfindlichen Gebietes an der oberen Wand der Vagina finden sich bereits im altindischen Kamasutra, einer Abhandlung über das menschliche Sexualverhalten, die zwischen dem ersten und sechsten Jahrhundert nach Christus geschrieben wurde.

Aber auch in – mehr oder weniger – jüngerer Vergangenheit ist davon die Rede. Im 17. Jahrhundert beispielsweise beschreibt der Arzt *Reinier de Graaf* einen besonders empfindlichen, erogenen Bereich in der Vagina. Wird dieser stimuliert, führt er angeblich zu einem besonders intensiven Orgasmus und kann bei der Frau (in der Literatur ist teilweise die Rede von *jeder* Frau) angeblich sogar eine starke Ejakulation hervorrufen.

Auch im 20. Jahrhundert, als einerseits die Prüderie vergangener Zeiten langsam, aber sicher überholt war und andererseits große Fortschritte in den Wissenschaften gemacht wurden, stand für viele Forscher und Forscherinnen das Wesen weiblicher Erregung im Mittelpunkt des Interesses. Man versuchte fortan, Quelle und Beschaffenheit des sexuellen Vergnügens der Frau zu verstehen und wissenschaftlich zu erfassen.

Der G-Spot, der nach seinem (Er-)Finder, dem deutschen Frauenarzt Ernst Gräfenberg auch Gräfenberg-Spot genannt wird, findet erstmalig 1950 in einem wissenschaftlichen Artikel Erwähnung. In diesem beschreibt er einen besonders empfindlichen Teil der Vagina, der bei sexuellen Handlungen oder Stimulation anschwillt. Um Herrn Gräfenberg gerecht zu werden, muss ich allerdings darauf hinweisen, dass er nie von einem Punkt (»Spot«) sprach, sondern stets von einer Region. Diese liege an der vorderen Scheidenwand entlang der Harnröhre.

Der konkrete Begriff »G-Spot« wurde von einem Team kanadischer und amerikanischer Forscher eingeführt, um einen erotisch empfindlichen Punkt an der vorderen oder oberen Wand der Vagina zu beschreiben. Das Forscherteam beschreibt den Fall einer Frau, die einen Orgasmus und sogar eine Ejakulation von Flüssigkeit erfährt, als dieser Punkt stimuliert wird. Die Flüssigkeit, die aus der Harnröhre ausgestoßen wird, enthält zwar Spuren von Urin, hat jedoch auffällige chemische Ähnlichkeit mit der Ejakulationsflüssigkeit des Mannes. Mittlerweile lässt sich feststellen, dass sich zahllose Studien mit dem G-Punkt auseinandersetzen. In Fragebogen, Einzelfallstudien und anatomischen Untersuchungen versuchen Forscher weltweit, ihm auf die

Spur zu kommen. In einer Metastudie – dabei wurden die Ergebnisse von 96 anderen Studien analysiert – kommt *Kilchevsky* zu dem Ergebnis, dass die Existenz des G-Punkts noch nicht wissenschaftlich belegt sei.

### *Der G-Punkt aus weiblicher Sicht*

Spannend finde ich persönlich eine Studie aus Nordamerika, an der über 1.000 Frauen teilnahmen. Diese wurden nach ihrem Sexualleben sowie nach der Existenz eines G-Punkts befragt. Die Untersuchung brachte zutage, dass mehr als jede achte Frau überzeugt ist, in ihrer Vagina befinde sich ein besonders empfindlicher Bereich, dessen Stimulation ihr angenehme Gefühle verschafft. Angesichts dieses hohen Wertes ist es erstaunlich, dass nur 65 Prozent der befragten Frauen angeben, aufgrund der Stimulation eben dieses Bereiches bereits einmal einen Orgasmus gehabt zu haben. Darüber hinaus wurden den Teilnehmerinnen im Rahmen der Studie mehrere anatomische Zeichnungen vorgelegt, auf denen sie diesen empfindlichen Bereich, den G-Punkt, lokalisieren sollten. Insgesamt kommt die Studie zu keinem klaren Ergebnis. Weder kann sie die Existenz des G-Punkts belegen noch kann sie diese widerlegen.

Auch Zwillingsstudien liefern keine eindeutigen Ergebnisse. *Burri et al.* gelingt es zumindest wissenschaftlich aufzuzeigen, dass die Existenz eines solch empfindlichen Bereichs nicht von Erbfaktoren abhängig ist. Als Nebeneffekt legt diese Studie die Vermutung nahe, dass die tatsächliche Existenz eines anatomischen G-Punkts unwahrscheinlich ist. Denn selbst Frauen, die von seiner Existenz an der Vorderwand ihrer Vagina überzeugt sind, bevorzugen noch immer die Stimulation ihrer Klitoris, um zum Orgasmus zu kommen.

All diese wissenschaftlichen Erkenntnisse betrachte ich als Laie jedoch sehr positiv: Diesen Studien zufolge sind wir Frauen eben doch mehr als lediglich Roboter, bei denen es die richtigen Knöpfe zu drücken gilt, um die passende Reaktion – in diesem Fall den Orgasmus – hervorzurufen.

Nachdem seit jeher davon ausgegangen wird, dass der G-Punkt an der oberen hinteren Wand der Vagina liegt, haben Wissenschaftler diese Zonen des weiblichen Körpers genau analysiert. Leider sind ihre Ergebnisse wie so häufig in der Wissenschaft nicht eindeutig: Kommen die einen Studien zu der Erkenntnis, dass die als G-Punkt bezeichnete Region tatsächlich mehr Nerven aufweist als Nachbarregionen, sagen andere Studien das Gegenteil.

## *Und jetzt? Was lernen wir daraus?*

Wie lautet die Erkenntnis für dich? Was nimmst du mit für deine Entwicklung zum perfekten Liebhaber? Zunächst einmal solltest du dir darüber im Klaren sein, dass der G-Punkt ein Mysterium ist und noch lange bleiben wird. Prinzipiell ist es jedoch auch egal, wo und wie du die Dame deiner Wahl stimulierst. Wichtig ist nur, dass sie dies genießt und sich dabei der Lust vollkommen hingeben kann.

Das bedeutet: Wenn eine Frau dir das nächste Mal verschwitzt, schwer atmend und mit hochrotem Kopf mitteilt, du hättest genau ihren G-Punkt gefunden und stimuliert, dann genieße den Moment – wohl wissend, dass ein solcher Punkt aus rein anatomischer Sicht wohl eher nicht existiert. Eine Diskussion darüber anzufangen katapultiert dich schnell vom Rang des perfekten Liebhabers auf den eines vor die Türe gesetzten Männchens, das noch verzweifelt seine Schuhe anzuziehen versucht, während die Stimmen im Treppenhaus bereits peinliche Begegnungen ankündigen. Es bedeutet aber auch, nicht krampfhaft nach einem solchen Punkt zu suchen und die Frau liebevoll zu bremsen, wenn sie auf der Suche nach einem solchen verzweifelt.

Solltet ihr jedoch Lust bekommen haben, euch gemeinsam auf die Suche zu begeben – selbst so eine Abenteuerreise an sich kann ja bereits erotisch und stimulierend sein –, solltest du folgendermaßen vorgehen:

- Führe einen Finger in die Muschi deiner Partnerin ein.

- Krümme deinen Finger, sodass er die Innenseite der vorderen Scheidewand berührt.

- Von innen tastest du dich nun ein Stück nach oben, bis du auf eine etwas rauere Stelle stößt. Auch wenn der Begriff G-Punkt anderes verheißt – erwarte nicht, auf einen konkreten Punkt zu stoßen, mit dessen Hilfe du die Erregung deiner Partnerin wie mit einem Ein- und Ausschaltknopf anknipsen kannst.

- Wenn du beginnst, diese Region sanft zu massieren, wird diese stärker durchblutet und schwillt leicht an.

**Bitte beachte:** Einige Frauen empfinden diese Stimulation von Anfang an als sehr erregend, während es bei anderen etwas länger dauert, bis sich die Erregung nach und nach einstellt.

## *Das Vorspiel*

Ein wahrer Mann ist ein Mann der Tat.

So sehr dies in vielen Situationen des Lebens auch zutreffend sein mag, so sehr ein Mann Frauen auch beeindrucken mag, indem er Probleme erkennt und unmittelbar zur Tat schreitet, indem er ohne Zögern anpackt, so falsch wird dies in der Regel in Sachen Sexualität sein.

Sich von Anfang an voller Tatendrang der Klitoris oder Vagina zu widmen und diese hoch konzentriert auf der Suche nach dem weiblichen Orgasmus zu bearbeiten, wird nur selten zum Erfolg führen. So viel solltest du aus den letzten Kapiteln bereits mitgenommen haben.

Anders als ihr Männer, deren bestes Stück allzeit bereit scheint und nur einiger weniger Handgriffe bedarf, um euch Wonnen zu bescheren, bedürfen die meisten Frauen eines ordentlichen Vorspiels. Die wenigsten von uns lässt es kalt, wenn ein Partner sich ausgiebig um uns bemüht und uns an die Hand nimmt, um uns langsam zum eigentlichen Geschlechtsakt zu führen.

**Kurze Randnotiz:** Natürlich mag auch ich das ein oder andere Mal von meinem Partner spontan überwältigt und ohne großes Vorspiel einfach genommen werden, natürlich ergreife auch ich manchmal die Initiative und übernehme die Führung. Meine Ausführungen beziehen sich jedoch darauf, wie die Mehrheit der Frauen Sex in der Mehrzahl der Fälle besonders genießt – massig Einschränkungen also. ;)

Viele meiner Klientinnen, aber auch einige meiner Freundinnen berichten mir, dass sie ein gutes Vorspiel von Zeit zu Zeit sogar mehr genießen als den eigentlichen Fick. Dabei ist es wichtig, dass es dir gelingt, das Vorspiel wie einen heißen Tango zu gestalten, bei dem ihr beide eins werdet und sich zwischen euch eine knisternde Spannung aufbaut.

### *Wie viel Vorspiel braucht guter Sex?*

Die Zeit, die du in ein gutes Vorspiel investieren solltest, um guten Sex zu garantieren, lässt sich leicht berechnen. Die Formel lautet:

*Alter der Frau multipliziert mit Alter des Mannes dividiert durch Dauer der Beziehung in Tagen minus Häufigkeit des Liebesaktes pro Woche.*

Wenn du schon auf der Suche nach deinem Taschenrechner sein solltest – lass es! Auf die in der Überschrift gestellte Frage gibt es (natürlich) keine richtige Antwort. Es variiert zu stark. Kommt deine Partnerin gestresst von einem hektischen Tag im Büro nach Hause, wird sie vermutlich etwas mehr Zeit benötigen, um auf Touren zu kommen und sich auf Intimitäten einzulassen. Andererseits wird deine Partnerin, wenn ihr euch nach Wochen der Trennung aufgrund eines beruflichen Auslandsaufenthalts endlich wieder seht, möglicherweise ohne Zögern über dich herfallen. So unbefriedigend diese Antwort auf den ersten Blick auch wirken mag, so wichtig ist sie für dich bei deiner Entwicklung zum perfekten Liebhaber:

Wenn du nicht nur weißt, dass Art und Dauer des idealen Vorspiels sehr stark variieren können, sondern dies auch akzeptierst und entsprechend agierst, unterscheidest du dich bereits positiv von etlichen Exemplaren der Gattung Mann, die nur ihr Standardprogramm abspulen.

Lass dich auf die Empfindungen der Frau ein, sei sensibel für ihre Wünsche und Bedürfnisse und sei erfinderisch.

**Übernimm Verantwortung** - Klar sind wir Frauen schon lange nicht mehr das schwache Geschlecht, klar sind wir gleichberechtigt und nehmen uns – auch und gerade in sexueller Hinsicht –, was wir wollen. Dennoch ist es in vielen Situationen an euch, liebe Männer, die Verantwortung für ein entspanntes, erotisches und erfülltes Liebesleben zu übernehmen.

Nutze romantische Musik, eine entspannende Fußmassage oder ein Candle-Light-Dinner, um das passende Wohlfühlambiente zu schaffen, in dem frau sich fallen lassen und deine Liebkosungen genießen kann.

Achte auf jedes noch so kleine Signal, mit dem deine Partnerin dir zeigt, was ihr gefällt und was sie eher abtörnt. Sieh jede gemeinsame Sekunde als Chance, um zu lernen, wie du sie verführen kannst. Sieh jedes Liebesspiel als Chance, um zu lernen, wie du deine Partnerin und ihren Körper besser verstehst und noch besser verwöhnst.

Verantwortung zu übernehmen bedeutet auch, dass du es bist, der in der Mehrzahl der Fälle dafür zuständig ist, für die passende Umgebung, das passende Ambiente zu sorgen. Nimm dir ruhig eine Sekunde Zeit und sieh dich in deiner oder eurer Wohnung um. Bietet sie wirklich eine verführerische Umgebung? Oder triffst und verführst du deine Partnerin noch immer in deiner Single- und Studentenbude, in der ein Plakat von Megan Fox an der Wand hängt, der Stapel ungespülter Teller gut einsehbar in der Küchennische steht und eine Ikea-Lampe im Industriedesign das Zimmer in gleißendes Neonlicht hüllt?

Mit den folgenden Tipps schaffst du ein verführerisches Heim und eine sinnliche Atmosphäre auch ohne große finanzielle Anstrengungen:

- Ordnung muss sein! Sorge für Ordnung und Sauberkeit, indem du einmal die Woche putzt (oder eine Putzfrau kommen lässt) und ansonsten den Rat deiner (jeder) Mutter beherzigst: »Leg die Dinge nicht einfach irgendwohin, sondern leg sie genau dorthin, wo sie hingehören!« Auf diese Weise wirst du nie wieder stundenlang aufräumen müssen, bevor dein Date vor der Türe steht!

- Wechsle vor dem Besuch der Dame deiner Wahl die Bettlaken und beziehe die Bettwäsche neu.

- Je kleiner deine Wohnung ist, umso aufgeräumter und leerer sollte sie sein, um nicht den Eindruck entstehen zu lassen, es handle sich um eine Rumpelkammer.

- Investiere ein paar Euro in indirekte Beleuchtung – bei einem bekannten schwedischen Möbelhaus gibt es schon für fünf Euro Kugellampen, die sich ideal dafür eignen, hinter dem Sofa, in versteckten Ecken oder zwischen Schrank und Wand platziert zu werden. Alternativ tut es auch eine gut versteckte Schreibtischlampe, deren Schein an die Wand gerichtet ist.

- Leise Hintergrundmusik ist gut geeignet, um der Dame zu signalisieren, wohin die Reise geht. Den Unterschied zwischen romantischer Jazzmusik und Heavy Metal muss ich dir an dieser Stelle wohl nicht erklären.

- Kerzen, Kerzen und nochmals Kerzen! Flackernder Kerzenschein, der Schatten, den eure Körper im Schein der Kerzenflamme an die Wand werfen – kaum etwas kann erotischer sein. Nutze dies und investiere wenigstens 50 Cent in ein paar Teelichter.

Verantwortung zu übernehmen, bedeutet aber auch, die Verantwortung für deine Lust zu übernehmen und der Frau in deinem Bett deutlich zu sagen, was du von ihr möchtest. Damit meine ich nicht, dass du zum Anweisungen erteilenden Pascha werden sollst. Bedenke einfach, dass es viele, vor allem junge Frauen gibt, die sich nicht sicher sind, wie sie einem Mann Lust bereiten können. Dies kann sie verunsichern und überfordern. Kommuniziere klar und deutlich, vermeide jedoch, sie unter Druck zu setzen.

### *Küssen*

Leider ist es erfahrungsgemäß bei vielen Männern nötig, ihnen nochmals die Basics vor Augen zu führen. Das heißt, bevor wir auch nur daran denken, eine Frau auszuziehen, ihre Brüste und ihre Vagina zu liebkosen oder uns von ihr verwöhnen zu lassen, müssen wir uns zunächst einmal dem Küssen widmen.

Ja, genau, du hast schon richtig verstanden. Ich möchte mich zunächst mit dir über das unterhalten, was heutzutage schon Zwölfjährige in einer stillen Ecke des Schulhofs tun. Vielleicht gibt es ja auch für dich noch das ein oder andere, das du mitnehmen kannst. ;)

Für Erwachsene kann Küssen – und hier verlassen wir den Themenbereich des mutigen ersten Kusses unter den prüfenden Blicken der Klassenkameraden – etwas sehr Intimes, sehr Erotisches sein. Ein einziger Kuss kann unglaubliche Gefühle ausdrücken: Liebe, Leidenschaft, Zuneigung, Begehren und vieles mehr.

Ein Kuss kann jedoch auch Bestandteil des Vorspiels sein und eine Art Ausblick auf das geben, was noch kommen wird. Für manch eine ist Küssen auch deshalb so besonders reizvoll, weil während des Kusses eben häufig noch nicht klar ist, wie weit beide noch gehen werden. Die Bedeutung des Küssens für uns Frauen zeigt sich auch an den Vertreterinnen meines Geschlechts, die steif und fest schwören, sie könnten die Qualität eines Mannes im Bett bereits am ersten Kuss erkennen.

Die Bedeutung, die wir Frauen dem Küssen beimessen, liegt nicht nur in unserer Psyche begründet. Vielmehr lässt sich die Bedeutung des Küssens auch auf körperlicher Ebene wissenschaftlich belegen:

- Tausende und Abertausende an Nervenzellen schicken Signale an das Gehirn und das limbische System.

- Drüsen produzieren körpereigene Drogen und leiten diese in die Blutbahn.

- Endorphine und Hormone werden produziert, wodurch Stress abgebaut und das soziale Bindungsgefühl gesteigert wird.

- Hirnregionen, die für depressive Stimmungen verantwortlich sind, werden deaktiviert.
- Der Atem wird flacher und das Herz schlägt schneller.
- Schweißdrüsen setzen sexuelle Duftstoffe frei.
- In den Nebennieren wird Adrenalin produziert.
- Eventuell entsteht eine Gänsehaut.
- Hoden und Eierstöcke produzieren Testosteron.
- Euer Penis erigiert und bei uns Frauen schwellen Vaginalwände und die äußeren Schamlippen an.

Für die Kennerin und erfahrene Liebhaberin bietet der Kuss jedoch auch die Chance, bereits etwas über die Qualitäten des Gegenübers als Liebhaber in Erfahrung zu bringen: Ist er schüchtern und zurückhaltend oder eher wild und ungestüm? Nimmt er sich Zeit oder ist er einer von der hektischen Sorte? Nimmt er die Signale der Frau wahr oder zieht er ohne Rücksicht sein Standardprogramm durch?

**Das heißt für dich: Nimm dir die Zeit, dich voll und ganz auf das Küssen zu konzentrieren. Den Körper deiner Partnerin kannst du auch später noch erkunden. Finde heraus, wie sie geküsst werden möchte. Experimentiere mit unterschiedlichen Tempi, unterschiedlichen Bewegungen und Techniken. Achte dabei genau auf die Reaktion deiner Partnerin. Signale, dass du auf dem richtigen Weg bist, gibt es viele: Vielleicht …**

- stöhnt sie während des Küssens,
- geht sie intensiv ins Hohlkreuz und spannt ihren Körper zu einer Brücke,
- drängt sie sich enger an dich,
- beginnt sie, sich selbst zu streicheln.

Gib deiner Partnerin auch immer wieder die Chance, selbst die Führung zu übernehmen, und achte darauf, wie sie dann küsst, wie sie dich dann führt. Dabei kannst du viel über ihre Vorlieben in Erfahrung bringen.

Nach und nach kannst du die Situation steigern, indem du die Küsse intensivierst. Das bedeutet, deine

Zunge dringt fordernder in den Mund deiner Partnerin ein, du saugst stärker an ihrer Zunge und wechselst zeitweise die Stelle, um an ihrem Hals zu saugen – aber Vorsicht! Als erwachsene Frau sind wir aus dem Alter raus, in dem wir einen Knutschfleck stolz als Statussymbol und Beweis unserer Aktivitäten tragen.

Ein wichtiger Hinweis an dieser Stelle, der auf den ersten Blick so rein gar nichts mit deiner Entwicklung zum perfekten Liebhaber zu tun hat: Verwende Lippenpflege! Ja, ich weiß: Diese winzig kleinen Stifte zur Lippenpflege werden einmal verwendet und verschwinden dann auf Nimmerwiedersehen unter Autositzen, in Aktenkoffern oder in Manteltaschen. Dennoch lohnt sich diese Investition!

Was glaubst du eigentlich, weshalb wir Frauen ständig am Cremen und Pflegen unserer Lippen sind? Natürlich weil weiche, zarte Lippen sexy sind! Und auch du solltest dich um deine Lippen kümmern.

Egal wie gut du in Form bist, egal wie teuer dein Anzug sein mag – wir Frauen sind es gewohnt, einem potenziellen Liebhaber zunächst einmal ins Gesicht zu sehen. Und hier sind es eben vor allem die Lippen, die Sinnlichkeit, Erotik und Leidenschaft versprechen. Gepflegte, weiche, samtige Lippen lassen dich einfach ansprechender und attraktiver aussehen. Das bedeutet, deine Lippen sind nicht nur dafür verantwortlich, *wie* du küsst, sondern auch dafür, *ob* du geküsst wirst.

Die richtige Lippenpflege ist eigentlich ein Kinderspiel, weshalb es mich immer wieder verwundert, wie wenig Wert Männer darauf legen. Achte einfach nur darauf, genug Flüssigkeit zu dir zu nehmen und dich gesund und vitaminreich zu ernähren. Darüber hinaus solltest du während des gesamten Jahres Lippenbalsam oder spezielle Feuchtigkeitscreme für Lippen auftragen. Da dieser Ratgeber nicht als Werbeplattform gedacht ist, werde ich an dieser Stelle keine Produktempfehlung aussprechen. Nur so viel: Eine fünfminütige Recherche im Internet wird dir die Augen öffnen und zeigen, dass selbst die Pflegestifte namhafter Hersteller oftmals eher ungesund sind. Achte darauf, hochwertige Produkte zu verwenden. Während der heißen Jahreszeit solltest du darüber hinaus auf einen ausreichenden Lichtschutzfaktor achten.

### *Einen Schritt weiter*

Ich habe ja bereits angesprochen, dass das Vorspiel nicht nur aus Küssen besteht – zumindest nicht nur aus dem Küssen der Lippen des Gegenübers.

Von daher solltest du nach einer gewissen Zeit dazu übergehen, auch andere Stellen des weiblichen Körpers mit deinen Küssen zu bedecken. Am besten geeignet hierzu ist der Hals der Frau, da hier viele Nervenstränge verlaufen und diese Stelle besonders empfindsam ist. Wechsle mehrmals zwischen den Lippen deiner Partnerin und ihrem Hals hin und her und sauge sanft an ihrer weichen Haut. Vermutlich wird sie dir dabei ganz genau zu verstehen geben, was ihr gefällt und worauf sie abfährt. Dieser Wechsel von ihren Lippen zur Liebkosung ihres Körpers ist besonders wichtig, da du ihr damit signalisierst, dass du die nächste Runde einläutest und nun einen Schritt weiter gehst.

An dieser Stelle ist es schwierig, konkrete Ratschläge zu erteilen, da wir Frauen halt doch sehr unterschiedlich sind. Dennoch verrate ich dir ein Geheimnis, das viele Frauen miteinander teilen: Wir lieben es, wenn du in dieser Phase des Liebesspiels unseren Hals von hinten küsst. Das klingt ziemlich abgedreht und eher so, als würden wir uns einen Zirkusakrobaten oder Schlangenmenschen wünschen. Gemeint ist Folgendes: Egal ob ihr während des Küssens steht, sitzt oder nebeneinanderliegt – versuche deine Partnerin so zu drehen oder dich so zu platzieren, dass sie mit dem Rücken zu dir steht, sitzt oder liegt. Wenn du nun einen Arm um sie legst, wird sie ganz von selbst den Kopf zur Seite legen und dir so ihren Hals zum Küssen, Lecken und Saugen darbieten. In dieser Stellung wirst du ganz genau spüren, was ihr gefällt, da wir Frauen dazu neigen, uns eng an den Mann zu drängen und unseren Hintern an seinem Penis zu reiben, wenn unsere Erregung steigt.

Achte stets auf ihre Reaktionen auf dein Handeln und intensiviere dein Tun, wenn sie dies zu genießen scheint.

### *Die gute, alte Handarbeit*

Selbstverständlich gehört zu einem passenden Vorspiel auch die passende Handarbeit. Handarbeit muss nicht unbedingt heißen, dass du die Vagina deiner Partnerin mit dem Finger penetrierst oder ihre Klitoris reibst, als gelte es, mit zwei trockenen Hölzern ein Feuer zu entzünden.

Vielmehr geht es im Rahmen des Vorspiels zunächst darum, deine Partnerin zu streicheln und erst nach und nach zum Petting oder zum Sexualakt überzugehen.

- Dieses Streicheln und Liebkosen beim Vorspiel ist der Hauptgrund, weshalb wir Frauen

Männer mit kalten Händen verabscheuen – solltest du zu dieser Spezies gehören, vergiss also nicht, deine Hände sorgfältig anzuwärmen, bevor du damit sanft über unsere Rundung fährst. Abgesehen von primären und sekundären Geschlechtsorganen sind es vor allem die folgenden drei Stellen, an denen frau besonders empfänglich für sexuelle Berührungen ist:

- Die Stelle, an der die Beine in den Schambereich übergehen: Diese Stelle lässt sich gut mit der flachen Hand liebkosen. Lege dazu deine (angewärmte) Hand dorthin, übe leichten Druck aus und bewege die Hand kreisförmig. Speziell dort lassen sich auch Federn gut einsetzen. Auch wenn es noch so verführerisch wirkt: Bitte verzichte noch darauf, dich dem eigentlichen Zielobjekt deiner Begierde, der Muschi deiner Partnerin, zu widmen. Noch immer befinden wir uns mitten im Vorspiel.

- Die Innenseite der Oberschenkel: Diese Stellen sind besonders empfindlich für Berührungen und Liebkosungen. Streichle sie sanft mit der flachen Hand oder fahre langsam und mit leichtem Druck mit deinen (gepflegten) Fingernägeln darüber. Auch für Küsse und saugende Lippen sind diese Stellen sehr empfänglich. Habe ich vorhin noch von der Produktion von Knutschflecken abgeraten, dann sei mir an dieser Stelle der Hinweis gestattet: An der Innenseite der Oberschenkel fällt ein solcher Knutschfleck in der Regel weder auf noch stört er. ;)

- Gesäß, Steißbein und Hüfte: Hier empfinden viele Frauen Berührungen als besonders intensiv. Nimm die Pobacken deiner Partnerin in beide Hände, streichle diese, übe sanften Druck aus und beginne nach und nach, den Hintern deiner Partnerin zu kneten. Bitte verzichte auch an dieser Stelle noch immer auf eine Penetration. Gern jedoch darfst du die Pobacken der Dame küssen und an ihnen saugen. Nur auf Anilingus solltest du im Moment noch verzichten.

### *Rollenspiele*

Rollenspiele werden von vielen Frauen als sehr erregend empfunden – obwohl viele von uns zunächst sehr zurückhaltend darauf reagieren. Hier gilt es für dich, sensibel zu sein und behutsam vorzugehen.

Sei dir gewiss: Fantasien können die Libido besonders stark anregen. Außerdem bieten Rollenspiele auch den eher zurückhaltenden, sexuell schüchternen Frauen die Chance, geheime Leidenschaften auszuleben, ohne schlechtes Gewissen zu experimentieren und sich gehen zu lassen. Nicht wenige meiner Klientinnen, die Analverkehr lange Zeit als etwas Schmutziges, Verbotenes angesehen haben, berichten davon, sich im Rahmen eines Rollenspiels schließlich auf diesen eingelassen und ihn dabei lieben gelernt zu haben. Sobald eine Frau in die Rolle einer anderen schlüpft, gelten all ihre bislang unhinterfragt akzeptierten Glaubenssätze nicht mehr.

Selbst wenn eure Beziehung eigentlich von Vertrauen, Offenheit und guter Kommunikation geprägt ist, kann das Mitteilen sexueller Fantasien die ein oder andere Frau vor große Hindernisse stellen und sie einschüchtern. Rollenspiele können somit einerseits im Vorspiel dazu dienen, die Stimmung anzuheizen, und andererseits dazu, eure sexuelle Beziehung auf ein neues Niveau zu heben. Selbstverständlich sind eurer beziehungsweise deiner Fantasie dabei keine Grenzen gesetzt, doch können folgende Ideen evtl. wichtige Anregungen geben:

- Sex mit dem Feuerwehrmann: Feuerwehrmänner gelten häufig als besonders sexy. Wenn du die Dame deines Herzens bzw. deiner Begierde aus einem brennenden Raum rettest und auf Händen in dein Schlafzimmer trägst, kann dies in besonders intensivem Sex enden.

- Sex mit dem Polizisten: Ja, ja, wir Frauen und Männer in Uniform. Sicherlich lässt sich ein Strafzettel für rücksichtsloses Fahren oder eine Anzeige wegen nächtlicher Ruhestörung umgehen, wenn frau besonders lieb zum strengen Polizisten ist.

- Sex mit einem Fremden: Ein Treffen in einer Bar, ein erstes schüchternes Ansprechen, gegenseitiges verbales Abtasten und dann die entscheidende Frage: »Zu mir oder zu dir?« kann auch langjährigen Beziehungen noch immer das gewisse Etwas geben. Und nur, um sicherzugehen: Ich spreche nicht davon, dass du eine fremde Frau anquatschen und abschleppen sollst! Ich spreche von einem mit deiner Partnerin geplanten Date, bei dem ihr so tut, als würdet ihr euch erst kennenlernen!

- Bad-Girl- oder Bad-Boy-Sex: Einer von euch beiden – wenn du das Rollenspiel anleitest und initiierst wohl eher deine Partnerin – war ein böser Junge beziehungsweise ein böses Mädchen und muss nun bestraft werden. Inwieweit dies über eine besonders sanfte Form des Spankings hinausgeht, bleibt euch überlassen.

### *Dusch- und Badespiele*

Badewanne und Dusche sorgen zwar bei vielen Paaren für erotische Fantasien, bei deren Umsetzung jedoch häufig auch für Frustration. Zu stark schränken Enge, glatte Fliesen und ständig weggespültes körpereigenes Gleitmittel ein.

Vergiss bitte nie meinen wohl am häufigsten geäußerten Ratschlag: Pornofilme sind keine Realität! Was im Schmuddelfilmchen heiß und leidenschaftlich aussieht, kann harte Arbeit und detaillierte Planung voraussetzen.

Auch ich selbst bin keine Freundin vom Sex in Badewanne oder Dusche (nebenbei bemerkt: auch nicht von Sex am Strand, bei all dem Sand). Für ein Vorspiel jedoch bietet das Badezimmer alle nur erdenklichen Möglichkeiten:

- gegenseitiges Ausziehen und Berühren
- gemeinsames Duschen und Einseifen
- Duschen vor den gierigen Blicken des Partners oder der Partnerin
- Liebkosen der Brüste und des Pos mit nassen Händen
- sanftes Penetrieren von Vagina und Anus mit den Fingern
- gegenseitiges Rasieren an intimsten Stellen
- Gestreichelt mit einem rauen Duschhandschuh fließen bei vielen Frauen die Säfte nur so und nicht selten erleben sie dabei bereits den ersten Höhepunkt.

Außerdem kann die Enge der Dusche oder der Badewanne als perfekte Ausrede gelten, um Stellungen auszuprobieren, die im Alltag sonst nicht oder nur selten praktiziert werden.

### *Abwechslung muss sein*

Vergiss nie, dass selbst Kaviar und Champagner langweilig werden, serviert man sie jeden Tag. Achte deshalb darauf, auch euer Vorspiel abwechslungsreich zu gestalten und deine Partnerin jedes Mal aufs Neue zu überraschen.

Ein guter Weg kann es sein, für das Vorspiel die unterschiedlichsten Orte zu wählen. Der Reiz, unter Umständen in flagranti ertappt zu werden, und die Ungewissheit, wie weit du das Spiel noch treiben wirst, kann deine Partnerin enorm erregen. Selbstverständlich sind deiner Fantasie hier keine Grenzen gesetzt, aber vielleicht helfen dir die folgenden Anregungen etwas auf die Sprünge:

- im Treppenhaus
- in der Sauna
- im Kino
- am Strand
- in der Autowaschanlage
- im Büro
- bei einem Spaziergang in Wald oder Park
- in einem Aufzug

## *Der Mund ist nicht nur zum Dirty Talk da – Oralverkehr*

### *Basics*

Nein, keine Angst ich habe nicht vor, dir oder euch an dieser Stelle eine wissenschaftliche Definition von Oralverkehr zu liefern. Aber ein ernst gemeinter Ratgeber muss sich zumindest kurz mit der Theorie auseinandersetzen. Außerdem mag es das ein oder andere zurückhaltende, vorsichtige, schüchterne oder einfach nur faule Männchen unter euch ja überraschen, dass Oralverkehr nicht bedeutet, mit der äußersten Zungenspitze vorsichtig ein bisschen in der Nähe der weiblichen Vagina herumzulecken.

Oralverkehr – zumindest richtig praktizierter Oralverkehr – ist wesentlich mehr: Cunnilingus bedeutet, deine Lippen, deine Zunge, deinen ganzen Mund einzusetzen, um die Vagina, Vulva und Klitoris – oder sogar den Anus – deiner Partnerin zu stimulieren und ihr höchstes Vergnügen zu verschaffen. Cunnilingus kann feucht sein und kann wild sein – und Cunnilingus kann (nahezu) jede Frau zum Orgasmus bringen. Ja, du hast richtig gehört. Während es nicht selten vorkommt, dass eine Frau beim eigentlichen

Geschlechtsverkehr nur sehr schwer, sehr spät oder sogar überhaupt nicht kommt, ist dies beim Oralverkehr deutlich seltener der Fall.

**In anderen Worten:** Viele Frauen, die beim Ficken selbst Probleme haben, zum Höhepunkt zu kommen, erleben beim Cunnilingus einen Orgasmus.

Das heißt aber auch, dass Cunnilingus für dich eine unglaubliche Chance ist, tatsächlich zum Lady's Man zu werden, zum Womanizer, den keine Frau wieder aus ihrem Bett verbannt. Wenn du der Eine bist, der sich die Zeit nimmt, eine Frau tatsächlich ausgiebig oral zu verwöhnen und dies darüber hinaus auf wirklich hohem Niveau beherrschst, wird jede Frau früher oder später wieder in deinem Bett landen. Eine meiner Freundinnen, nicht meine Klientin, aber eine wirklich sehr gute Freundin, landet seit Jahren in unregelmäßigen Abständen im Bett ihres Ex-Partners. Der Grund hierfür sind nicht noch immer vorhandene Liebesgefühle, der Grund ist viel profaner:

*»Er leckt mich, wie mich noch nie ein anderer geleckt hat.«*

Ach ja, solltest du es noch nicht gemerkt haben: Der lateinische Begriff Cunnilingus ist das Gegenstück zu Fellatio, dem Fachbegriff für einen Blowjob. ;)

## *Oralverkehr – mit Sicherheit*

Die folgenden Ausführungen sind sicherlich nicht die attraktivsten und unterhaltsamsten, dürfen aber im Sinne eines umfangreichen, verantwortungsvollen Ratgebers nicht unter den Tisch fallen. Dass beim eigentlichen Geschlechtsverkehr neben einer möglichen Schwangerschaft auch Ansteckungsgefahren lauern, ist dir natürlich bewusst. Um die Ansteckungsgefahren beim Cunnilingus ranken sich so einige Gerüchte und selbst die sogenannten Fakten sind nicht immer wissenschaftlich haltbar und eindeutig.

Was eindeutig belegt ist, sind die folgenden Tatsachen:

- Unterschiedliche Infektionen werden unterschiedlich leicht oder schnell übertragen.

- Oralverkehr ist – im Vergleich zu ungeschütztem Vaginal- oder Analverkehr – eine vergleichsweise sichere Sache.

- Bezüglich der meisten Krankheiten ist es sicherer, der passive Part und somit der Genießer oder die Genießerin zu sein (in unserem Fall bedeutet das, dass für die von dir verwöhnte Frau ein geringeres Risiko besteht).

- Eine HIV-Erkrankung kann wie die meisten Geschlechtskrankheiten vorliegen, ohne dass es äußere Anzeichen dafür gibt.

Ohne dich oder euch abschrecken zu wollen, habe ich im Folgenden einen Großteil der beim Cunnilingus potenziell übertragbaren oder auslösbaren Krankheiten zusammengestellt. Was du mit dieser Information machst, bleibt als mündigem Erwachsenem dir überlassen. Ein bis vor wenigen Jahren in der Öffentlichkeit noch weitgehend unbekanntes Thema sind Krebserkrankungen des Mund- und Rachenraums, die durch Oralverkehr ausgelöst werden. Es war der bekannte Schauspieler Michael Douglas, Sohn meines Lieblingsschauspielers Kirk Douglas, der diese Diskussion lostrat.

Aber auch viele »klassische« Geschlechtskrankheiten können beim Cunnilingus übertragen werden:

- Herpes
- Gonorrhoe
- Syphilis
- Chlamydien
- Hepatitis B

Was HIV angeht, ist es so, dass die Informationen und Meinungen auseinandergehen. Obwohl

HI-Viren sich sowohl im Urin als auch im Speichel nachweisen lassen, scheint es dem aktuellen Stand der Forschung nach aktuell sehr unwahrscheinlich, dass HIV beim Cunnilingus übertragen wird oder überhaupt übertragen werden kann. Wie auch beim vaginalen oder oralen Geschlechtsverkehr steigt die Ansteckungsgefahr, wenn sich Blut in Speichel oder andere Körperflüssigkeiten mischt oder kleine Wunden im Mund- und Rachenraum oder am verwöhnten Geschlechtsorgan vorhanden sind.

**Lösung:** Na ja, vermutlich erscheint es dem ein oder anderen übertrieben, aber theoretisch besteht die Möglichkeit, auch beim Oralverkehr zu verhüten. Mein Ding ist das nicht wirklich, aber zumindest will ich es erwähnt haben: Wenn ihr Angst vor Erkrankungen habt, dann verwendet einfach ein Lecktuch. Was, das kennst du nicht? Noch nie gehört? Keine Angst, da dürftest du nicht der Einzige sein. Ein Lecktuch wirkt auf den ersten Blick wie ein aufgeschnittenes Kondom und wird beim Lecken zwischen Zunge und Muschi platziert. Angeblich – wie gesagt, ich habe da nicht wirklich Lust zu und dementsprechend auch kaum eigene Erfahrung – intensiviert ein Tropfen Gleitgel dabei das Gefühl für die von dir Verwöhnte. Dass du hier jedes Mal ein neues verwenden solltest, wenn du zwischen mehreren Frauen hin- und herwechselst, dürfte selbstverständlich sein.

Ein guter Tipp für euch Herren der Schöpfung ist es auch, kurz nach dem Cunnilingus die Zähne zu putzen. Und NEIN, damit ist nicht gemeint, sofort nach getaner Arbeit aus dem Bett zu springen und die elektrische Zahnbürste anzuwerfen. Ihr wisst doch selbst: Nichts ist abtörnender als eine Frau, die nach einem Blowjob unmittelbar und für lange Zeit im Badezimmer verschwindet.

### *Dein Handwerkszeug – die Zunge*

Auch wenn du hier nicht im Bio-Unterricht der siebten Jahrgangsstufe gelandet bist, wollen wir uns an dieser Stelle etwas ausführlicher mit der menschlichen Zunge auseinandersetzen. Der Grund ist einfach: Unabhängig davon, ob meine Klienten und Klientinnen in sexuellen Dingen noch unerfahren sind oder sich bereits als erfahrene Profis sehen, haben sich die wenigsten tatsächlich schon mal Gedanken über dieses Organ gemacht, das so viel Lust schenken kann.

Gutes Lecken jedoch ist keine Fähigkeit, die angeboren ist oder eben nicht – vielmehr ist Cunnilingus ein Handwerk, das erlernt werden kann und erlernt werden muss. Und kein Handwerker würde einfach mit der Arbeit loslegen, ohne sich vorab mit seinem Werkzeug vertraut gemacht zu haben. Zu technisch? Zu nüchtern? Noch nicht wirklich erotisch? Lass dich einfach darauf ein und entwickle ein Verständnis für eines der komplexesten menschlichen Organe und seine Einsatzmöglichkeiten. ;)

Auch wenn dies in medizinischer Sicht nicht wirklich korrekt ist, solltest du deine Zunge als eigenständiges Geschlechtsorgan ansehen. Es dient zwar nicht wirklich der Fortpflanzung, aber definitiv der sexuellen Lust. Vielleicht also eher ein Sexorgan als ein Geschlechtsorgan? Ich werde mir irgendwann die Zeit nehmen, diese Begrifflichkeit zu überdenken, versprochen!

Generell handelt es sich bei der menschlichen Zunge um einen Muskelkörper mit in erster Linie Drüsen, Nerven und Fettgewebe. Mit ihren unterschiedlichen Funktionen scheint sie speziell für sexuelle Vergnügen geschaffen:

- Die Zunge ist eines der beweglichsten Organe des Menschen. Sie lässt sich nicht nur in nahezu jede Richtung bewegen, sondern darüber hinaus auch einrollen oder ausstrecken. Dies macht sie – richtig eingesetzt – zu einem wahren Freudenspender, da es ihr so möglich wird, das weibliche Geschlechtsorgan auf vielfältige Weise zu verwöhnen:

- mit vertikalen Bewegungen (von oben nach unten)
- mit horizontalen Bewegungen (von links nach rechts)
- penetrierend (rein und raus), tiefer und weniger tief
- mit unterschiedlichem Druck und unterschiedlicher Intensität (stark und sanft)
- mit unterschiedlicher Geschwindigkeit (schnell und langsam)
- Über die Beweglichkeit hinaus ist es auch ihre Oberfläche, die deine Zunge zum perfekten »Sexorgan« macht. Sie ist geradezu übersät mit winzigen Papillen (hier klingt der Fachausdruck einmal eingängiger als die deutsche Entsprechung »Zungenwärzchen«), die kleine

Erhebungen bilden und der Zunge ihre raue Oberfläche verleihen. Dadurch entsteht beim Lecken eine Art Reibung, die der Frau unglaubliche Wonnen bescheren kann.

- Außerdem ist die auf deiner Zunge beziehungsweise in deinem Mund entstehende Feuchtigkeit ein guter Ersatz oder aber eine ideale Ergänzung für Gleitgel.

- In Tausenden von Geschmacksknospen der Zunge finden sich zahllose Nervenzellen, deren Aufgabe es ist, dem Gehirn Geschmacksempfindungen weiterzuleiten. In vielen Fällen wird der Geschmack des weiblichen Geschlechtsorgans der eigenen Partnerin nicht nur als fantastisch und sehr erregend empfunden, sondern auch als einzigartig. Der Versuch, die eigene Partnerin mit verbundenen Augen am Geschmack ihrer Muschi zu erkennen, wäre wohl eine passende Wette für eine nicht jugendfreie Ausgabe der ehemals beliebten Samstagabendsendung *Wetten dass ..?*.

- Deine Zunge vermag aber nicht nur die Muschi deiner Partnerin zu schmecken, sondern ist auch sehr empfindsam für Temperaturen und kleinste Unebenheiten, Konturen und Ähnliches. Auf diese Weise spürst du beim Erkunden der weiblichen Vagina sofort, wenn deine Partnerin erregt ist, ihre Körpertemperatur steigt und ihre Schamlippen anschwellen.

Die letzten beiden Punkte habe ich aufgeführt, weil ich mich beim Schreiben scheinbar zu sehr in meinen Fantasien verliere – eigentlich geht es hier ja nicht um dein Vergnügen und um deinen Genuss, sondern um den der Frau.

Wenn es dein Ziel ist, zum echten Experten für Cunnilingus zu werden, solltest du dich mit deiner Zunge, ihrem Potenzial und vor allem mit ihren Empfindungen genauso intensiv auseinandersetzen wie ein Sommelier mit Wein. So wird es dir tatsächlich gelingen, die Stimmung deiner Partnerin genau zu erfassen und sie zu jedem Zeitpunkt mit der passenden Bewegung, Intensität und Geschwindigkeit zu verwöhnen.

Deine weichen, beweglichen Lippen dienen – zumindest laut *Wikipedia* – primär der Nahrungsaufnahme. Ich jedoch bin in manchen Momenten der festen Überzeugung, ihre vorrangige Funktion sei das Saugen an Schamlippen und Klitoris.

## *Oralverkehr – Stellungen*

Die Herren der Schöpfung sind ja in der Regel recht erfinderisch, wenn es um unterschiedliche Stellungen beim Liebesspiel an sich geht. Teilweise so erfinderisch, dass frau sich in einem Turnprogramm für fortgeschrittene Zirkusartisten wähnt. Doch beim Oralverkehr hört die Experimentierfreude häufig leider auf. Meiner Erfahrung nach glauben die meisten Männer, Oralverkehr würde nur dann funktionieren, wenn die Frau auf dem Rücken liegt und der Herr der Schöpfung zwischen ihren Beinen liegt oder kniet.

Vielmehr ist es auch beim Lecken die Abwechslung, die Vergnügen und Spannung erzeugt. Je nachdem, wie ihr beide liegt, steht, kniet oder euch bückt, können Gefühle und Vergnügen variieren. Während die eine Stellung ideal ist, deine Partnerin zum Höhepunkt zu bringen, eignen sich andere im Vorspiel oder dienen nur dazu, etwas Abwechslung in das Liebesleben zu bringen oder Routinen zu durchbrechen. Besonders in Langzeitbeziehungen können gelegentliche Stellungswechsel für beziehungserhaltende Abwechslung sorgen.

**Hinweis:** Gerade in Zeiten, in denen das Internet jedem immer und überall den Zugriff auf pornografische Filme und Filmchen bietet, wird das eigene Sexleben für viele zunehmend stressiger. Lasst euch bitte nicht unter Druck setzen und glaubt mir: Die abgedrehten, artistischen Stellungen in Pornos sind nicht wirklich erstrebenswert und beeindrucken kaum eine Frau. Nicht jeder bringt die notwendige Körperbeherrschung, Kraft und Ausdauer mit, eine Frau auf einem Bein stehend auf Händen zu balancieren und dabei oral zu verwöhnen. Und das ist so auch wirklich okay. ;) Akzeptiere nicht nur die Grenzen deiner Partnerin, sondern auch deine eigenen. Ein Verzicht auf zu ausgefallene Stellungen ist definitiv besser als ein artistisches Sexabenteuer, das im Krankenhaus endet.

### Der Klassiker

Selbstverständlich bleibt das orale Gegenstück der Missionarsstellung der Klassiker unter den Stellungen beim mündlichen Liebesspiel. Es ist für die Frau und für den Mann einfach zu entspannend, wenn sie auf dem Rücken liegt, die Beine leicht anwinkelt und ihm ihre Muschi anbietet. Außerdem hat diese Stellung zwei große Vorteile:

- Du hast die Chance, deine Partnerin auch mit wirklich langen Bewegungen deiner Zunge zu verwöhnen und dabei den rauen, mittleren Teil deiner Zunge einzusetzen. Glaube mir, dieser fühlt sich für frau ganz anders an als deine Zungenspitze.

- In dieser Stellung hast du die Möglichkeit, ohne jegliche Verrenkung zusätzlich deine Finger einzusetzen. Viele Frauen lieben es, wenn du sie damit vaginal oder anal penetrierst, während du sie leckst. Wenn du eine neue Partnerin hast, empfiehlt es sich, gerade bei der analen Penetration langsam vorzugehen, da manche Frau hier Scham empfindet und unsicher ist. Das Tolle bei dieser Stellung: Wenn die Frau nicht nur etwas feucht, sondern richtig nass wird und du ausreichend Speichel lieferst, läuft dieses glitschige Gemisch über ihre Muschi direkt hinab zu ihrem Anus und ersetzt dort jedes Gleitgel.

Wenn ihr dabei noch das ein oder andere Kissen verwendet, sodass ihr Oberkörper etwas höher liegt, gibt ihr das noch zusätzlich den optischen Kick, wenn sie beobachtet, was du und deine Zunge so alles mit ihr anstellen. Für den verwöhnenden Partner ist es meist etwas angenehmer, nicht zwischen ihren Beinen zu knien, sondern zu liegen und dabei seine Arme um ihre Beine zu schlingen. So hast du besseren Halt und kannst sie leichter stimulieren.

Probiert die folgenden Varianten, wenn ihr etwas Abwechslung in diese Grundstellung bringen wollt:

- Platziere ein Kissen unter ihrem Po, um diesen anzuheben – alternativ kannst du ihr Gesäß beim Cunnilingus auch mit den Händen anheben, um dein Gesicht tief in ihrer Muschi zu vergraben.

- Winkle eines ihrer Beine an und drücke ihr Knie (sanft) in Richtung ihres Oberkörpers.

- Platziere eines ihrer Beine auf deiner Schulter.

- Platziere ihre Füße auf deinen Schultern.

- Wenn deine Hände sanft auf ihren Bauch drücken, dehnst du ihre Haut leicht und ziehst sie weg vom Zielobjekt deiner Zunge.

- Bitte sie, sich an den Rand des Bettes zu legen, sodass ihre Beine herabhängen, während du auf dem – hoffentlich nicht zu harten – Boden kniest und sie leckst.

- Dass sich das Ganze nicht zwingend im Bett abspielen muss, ist wohl überflüssig zu erwähnen. Probiert das Sofa, den Fußboden, den Küchentisch …

- Mach es dir auf ihren Beinen bequem und nimm ihr so die Bewegungsfreiheit, wenn ihr auf leichte Dominanzspielchen steht.

- Und natürlich – mein Mastertipp generell beim Liebesakt: Sprich mit ihr! Frag sie, was ihr gefällt, und bitte sie, sich so zu bewegen, dass sie deine Zunge am intensivsten spürt.

**Der Seestern**

Mit dem Seestern bringt ihr etwas Abwechslung in euer Liebesleben. Dabei liegt deine Partnerin ebenfalls auf dem Rücken, streckt jedoch anders als beim Klassiker Arme und Beine von sich. Du als der Freudenschenkende liegst quer über ihrem Körper auf dem Bauch und vergräbst dein Gesicht in ihrem Schoß. Auf diese Art und Weise kannst du ihren Körper bei Bedarf mit dem deinen fest auf das Bett pressen, während deine Zunge ihre intimste Stelle verwöhnt.

**Tipp:** Greife ihre Beine in den Kniekehlen oder an den Knöcheln und presse sie auseinander, sodass sie das Gefühl des Ausgeliefertseins genießen kann. Diese Stellung bietet sich auf ideale Weise an, um dich ebenfalls verwöhnen zu lassen. Mit Etwas Gleitgel kann deine Partnerin deinen Penis, deine Eier oder deinen Anus verwöhnen.

Gerade wenn deine Partnerin sich besonders intensiv um dich kümmert, solltest du darauf achten, dich weiterhin auf ihr Vergnügen zu konzentrieren. Denk daran: Bei all den Techniken in diesem Buch steht *ihre* Lust im Mittelpunkt.

### Königinnenstellung

Die Bezeichnung Königinnenstellung geht darauf zurück, dass du hier wie ein Untertan vor deiner Königin respektive deiner stehenden Partnerin kniest. Selbst wenn deine Partnerin normalerweise alles andere als der dominante Typ Frau ist, genießt es tatsächlich jede meiner Freundinnen oder Klientinnen, zumindest ab und zu in die dominante Rolle zu schlüpfen und von oben herab zuzusehen, wie sie verwöhnt wird. Außerdem bietet sich diese Stellung an, um den Cunnilingus kurz und ohne großen Aufwand zu beginnen und wenn nötig ebenso schnell zu beenden – bspw. wenn jemand an die Kabinentüre der Umkleide klopft oder sich im vermeintlich menschenleeren Wald Schritte nähern.

Für deine Partnerin kann es sehr entspannend sein, sich während des Oralverkehrs irgendwo anzulehnen. Ein Baum, eine Wand oder ein Laternenmast steigert nicht nur die Bequemlichkeit, sondern hilft auch, selbst beim Orgasmus das Gleichgewicht zu halten. Für dich ist es natürlich hilfreich und entspannend, wenn du nicht auf dem harten, kalten Boden kniest. Aus eigener Erfahrung kann ich dir sagen: Gerade Tannennadeln können unglaublich piksen! Ein Kissen im heimischen Wohnzimmer, ein zusammengelegtes Handtuch oder auch nur eine hektisch auf den Waldboden geworfene Jacke tun hier Wunder.

Während deine Zunge ihre Muschi erkundet und ihr die höchsten Wonnen schenkt, kannst du ihre Hüften oder ihren Po greifen. Auf diese Weise gewinnst du etwas Kontrolle über ihren Körper, was nicht nur im Augenblick eines Orgasmus wichtig ist, wenn sie gar zu heftig zu zucken beginnt. Auch beim eigentlichen Oralverkehr ist dies hilfreich, um dein Gesicht tief in ihrem Schoß zu vergraben und ihre Lusthöhle mit deiner Zunge noch tiefer zu erkunden.

Wenn ihr etwas Abwechslung in diese Stellung bringen wollt, solltet ihr folgende Varianten ausprobieren:

- Besonders intensiv kannst du deine Partnerin verwöhnen, wenn sie eines ihrer Beine anwinkelt und auf einem Stuhl oder Ähnlichem abstellt.

- Etwas Übung und einen guten Gleichgewichtssinn erfordert es, eines ihrer Beine auf deiner Schulter abzulegen.

- Ob du tatsächlich zwischen ihren Beinen kniest oder es dir doch gelingt, dich irgendwie zu setzen, tut ihrem Genuss keinen Abbruch.

**Mastertipp:** Gerade wenn du es liebst, dein Gesicht in ihrem Hintern zu vergraben, solltest du sie bitten, sich umzudrehen. So genießt du ihren Po, während deine Zunge ihre feuchte Muschi verwöhnt. Wenn sich die Frau dann auch noch vornüberbeugt, steigt bei vielen Männern der eigene Genuss ins Unermessliche. Achte jedoch darauf, im Eifer des Gefechts nicht zwischen Anus und Vagina hin- und herzuwechseln. Sonst könnte eine schmerzhafte Blasenentzündung die Folge sein.

**Im Sitzen**

Wenn ihr es eher gemütlich und entspannt angehen wollt, ist der Cunnilingus im Sitzen in der Theorie besser geeignet als die bislang beschriebenen Stellungen. Weshalb ich hier betone, dass dies leider nur theoretisch so ist, erkläre ich euch später. Zuerst aber die Vorteile dieser Stellung:

- Wenn deine Gespielin auf einem Stuhl sitzt und sich bequem zurücklehnt, kann sie ihre Beine besonders weit für dich öffnen und dir ihre Liebeshöhle präsentieren.

- Außerdem kann sie sich in dieser Stellung – ähnlich wie beim Klassiker – deutlich besser entspannen und auf den eigenen Orgasmus konzentrieren als beispielsweise im Stehen.

In wieweit diese Stellung für dich ebenfalls angenehm ist, bleibt dabei leider die Frage: Je nach Höhe und Beschaffenheit des Stuhls kann es sein, dass für dich bequemes Sitzen, Knien oder Hocken nicht wirklich möglich ist. Eine weitere Herausforderung kann bei dieser Stellung sein, den Kopf so im Schoß deiner Partnerin zu platzieren, dass deine Zunge sie einerseits wirklich intensiv verwöhnen kann und du andererseits keinen steifen Hals bekommst.

Andere Möbelstücke bieten hier teilweise großartige Vorteile:

- So hat eine Variante der Kommode eines nicht ganz unbekannten schwedischen Möbelherstellers genau die richtige Höhe, um eine sitzende Partnerin zu verwöhnen, während man selbst bequem auf einem Stuhl sitzt. Stabil genug ist diese Kommode definitiv, auf die in der Anleitung eigentlich vorgeschriebene Befestigung an der Wand solltet ihr aber definitiv nicht verzichten.

- Omas gemütlicher Sessel bietet der Dame die Möglichkeit, ihre Beine auf den Armlehnen abzulegen und somit ganz entspannt besonders weit zu spreizen.

- Opas alter Schaukelstuhl hingegen hat den Vorteil, dass die von dir Verwöhnte sich ohne große Kraftanstrengung so platzieren lässt, dass du sie intensiv und entspannt lecken kannst.

- Von Sofas, Bettkanten, Rücksitzen, Mauerecken und Felsvorsprüngen soll hier gar nicht erst die Rede sein – das bleibt eurer Fantasie sowie eurer Kreativität überlassen.

Ein großer Vorteil des Cunnilingus im Sitzen ist, dass die Dame in dein Haar greifen und deinen Kopf bei Bedarf besonders leicht tief in ihren Schoß drücken kann.

**Face-Sitting**

Last but definitiv nicht least: das Face-Sitting. Besonders wenn deine Partnerin von Natur aus alles andere als trocken ist, kann dies auch den Verwöhnenden besonders geil machen. Viele Männer lieben es, wenn der Liebessaft einer klatschnassen Muschi ihnen während des Leckens über Gesicht und Hals läuft. Aber genug von deinem Vergnügen – in diesem Buch geht es ja primär um den weiblichen Orgasmus. ;)

Auf deinem Gesicht sitzend übernimmt die Frau vollkommen das Kommando. Sie ist es, die mit ihrer Muschi über dein Gesicht und deine Zunge rutscht oder aber still und regungslos verharrt und deine Bemühungen genießt, wenn du sie gerade besonders gelungen verwöhnst. Sie ist es auch, die Geschwindigkeit, Druck und den Auftrittswinkel der Zunge ;) bestimmt. Viele Frauen – ich zähle hier definitiv nicht zu den Ausnahmen – lieben auch die Dominanz, die ihnen diese Stellung verleiht. Nur im Bondage-Bereich dürfte es Situationen geben, in denen die Kontrolle der Frau über den Mann ähnlich stark sein kann.

Dein Part beim Face-Sitting ist nicht nur, ihre Muschi und ihre Säfte zu genießen, sondern eben auch ganz genau auf die Signale zu achten, die dir deine Partnerin oder ihr Körper gibt:

- Reicht es an manchen Stellen des Cunnilingus, still zu verharren und lediglich den Mund zu öffnen oder die Zunge herauszustrecken, will die Frau zu einem anderen Zeitpunkt intensiv und aktiv geleckt werden.

- Törnt es manche Frau an, wenn du ihre Pobacken besonders intensiv mit deinen Händen knetet, stehen andere überhaupt nicht darauf.

- Häufig kann das Vergnügen der Frau in dieser Stellung durch einen in den Anus eingeführten Finger besonders intensiv gesteigert werden. Nach dem Eindringen sind weitere Bewegungen deinerseits meist gar nicht mehr vonnöten, da wir Frauen uns schon so zu bewegen wissen, dass euer Finger uns Lust bereitet. Viele meiner Klientinnen berichten, gerade dadurch besonders schnell oder besonders leicht zum Orgasmus zu kommen.

Variieren lässt sich auch diese Stellung:

- Wenn du das Glück hast, eine sehr bewegliche, vielleicht sogar Yoga-erfahrene Frau verwöhnen zu dürfen, bitte sie, sich zurückzulehnen. Im Yoga spricht man von der Brücke. Wenn sie über deinem Kopf kniet und sich weiter und weiter zurücklehnt, hat dies zwei Vorteile:

- Du kannst sie nicht nur intensiv lecken, sondern hast auch noch einen wunderschönen Ausblick auf ihren Körper.

- Weit zurückgelehnt muss die Dame deines Herzens (oder deiner Begierde) nur den Kopf etwas drehen, um deinen Penis in den Mund zu nehmen. 69er-Stellung einmal anders.

- Wenn die Frau sich in dieser Stellung umdreht, sodass sie mit dem Gesicht in Richtung deiner Füße blickt, lässt sich vor allem ihr Anus besonders gut mit der Zunge verwöhnen. Wenn du dann auch noch deine Füße aufstellst und deine Knie anwinkelst, kann sie sich daran abstützen und es sich besonders bequem machen.

- Akzeptiere es, wenn sie etwas auf Distanz geht und ihre Muschi von deinem Mund entfernt. Unter Umständen möchte sie zu diesem Zeitpunkt noch nicht kommen, muss etwas durchschnaufen oder möchte es vermeiden, dass du dich weiter auf ein bestimmtes Areal konzentrierst.

- In einigen Ratgebern oder Onlineblogs wirst du auch lesen, die Frau solle sich nicht auf dein Gesicht setzen, sondern sich über dieses hocken. Mein gut gemeinter Rat an dieser Stelle: Verzichte darauf, sie darum zu bitten. Das ist viel zu anstrengend und unbequem.

An dieser Stelle einige Praxistipps, die vielen Paaren unangenehme und schmerzhafte Situationen erspart hätten:

- Halte mehrere Kissen bereit, um deinen Kopf zu stützen. Ein steifer Nacken ist ebenso unangenehm wie ein abgebrochener Cunnilingus aufgrund von Muskelkrämpfen.

- Sinnvoll ist es, wenn die Frau zunächst je ein Knie rechts und links von deinem Kopf platziert, bevor sie ihren Schoß auf dein Gesicht sinken lässt. Andernfalls kann dies schmerzhaft werden – in einem US-amerikanischen Blog las ich sogar von einem Nasenbeinbruch, zu dem es dadurch kam. Die Erklärung im Krankenhaus stelle ich mir sehr amüsant vor …

- Gerade wenn die von dir Verwöhnte nicht gerade ein Leichtgewicht ist, solltet ihr unbedingt ein Signal vereinbaren, bei dem die Aktion sofort abgebrochen wird.

- Face-Sitting ist etwas gänzlich anderes als die im SM-Bereich häufig praktizierte Technik, dem Partner mit der eigenen Muschi die Luft zum Atmen zu nehmen.

**Abschließendes**

Wenn du all diese Stellungen beherrschst, die Techniken des folgenden Kapitels beachtest und dabei durchdacht und mit Einfühlungsvermögen vorgehst, benötigst du keine weiteren, häufig akrobatischen Stellungen. Eine Partnerin, die den

Cunnilingus in keiner dieser Stellungen wirklich genießen kann, wird dies auch in den anderen nicht können. Häufig sind leider tiefer sitzende Probleme die Ursache.

## *Techniken und Co.*

Ein bisschen mit der Zunge an der weiblichen Muschi herumspielen, das ist ja wohl kaum ein Kunststück – so scheinen viele Männer zu denken. Seltsam nur, dass die meisten von ihnen sich stundenlang und in den kleinsten Details ausmalen, wie der perfekte Blowjob aussieht. (Übrigens: auch hierzu gibt es ein passendes Buch von mir. ;))

Tatsächlich gibt es eine ganze Reihe von Gründen, auch beim Cunnilingus Wert auf Details und vor allem auf die richtige Technik zu legen, genauer gesagt auf die richtigen Techniken:

- Gerade in Langzeitbeziehungen – selbst heute soll es ja noch so etwas geben wie Beziehungen, die für die Ewigkeit gemacht sind – kann ein umfangreiches Repertoire an Techniken auch beim Oralverkehr für Abwechslung sorgen und sicherstellen, dass es euch nicht langweilig wird.

- Darüber hinaus sind wir Frauen, wie du sicherlich weißt, unglaublich anspruchsvolle Wesen und legen großen Wert darauf, absolut einzigartig zu sein – jede von uns! Deshalb existiert die eine, alle Frauen glücklich machende Technik einfach nicht. Was bei der einen funktioniert und wahre Wellen multipler Orgasmen hervorruft, kann die andere kaltlassen. Gut, wenn du dann auf andere Techniken zurückgreifen kannst.

- Außerdem sind wir nicht nur unglaublich anspruchsvolle Wesen, sondern eben (leider) auch unglaublich launische Wesen. Zumindest sagen dies die Männer meiner Bekannten. Das heißt aber auch, dass ihr für jede unserer Stimmungen, für jede Laune und vor allem für jeden Moment im Liebesspiel die passende Technik parat haben solltet.

**Ready for take off – der Start**

Kein Pilot würde sein Flugzeug starten, ohne vorher die Motoren warmlaufen zu lassen. Dies solltest auch du beherzigen. Natürlich gierst du als motivierter Lady's Man danach, deine Zunge tief in ihrer Vagina zu vergraben und enthusiastisch an ihrer Liebesperle zu lecken und zu saugen. Vorher jedoch solltest du die Dame deines Herzens in Stimmung bringen und aufwärmen. Widme deshalb zu Beginn dem gesamten Intimbereich der Frau deine Aufmerksamkeit.

Dies beginnt schon damit, dass du dich diesem auf die richtige Art näherst. Auf dem Weg dorthin bieten sich so viele Gelegenheiten für einen Zwischenstopp. So können beispielsweise die Brüste mit dem Mund liebkost werden oder der Bauch kann geküsst und verwöhnt werden. Wenn du dann erst mal am Zielgebiet angelangt bist – gern dürfen auch die Innenseiten der Oberschenkel mit Küssen verwöhnt werden –, solltest du nicht sofort mit all deiner Energie loslegen. Nimm dir die Zeit, uns auf Betriebstemperatur zubringen. Dazu bietet es sich an, die ganze Vagina mit leichten, dahingehauchten Küssen zu bedecken, um anschließend deinen gesamten Mund daraufzulegen. Dabei kann es von Vorteil sein, ihren Venushügel mit der Hand leicht nach unten zu drücken. Wenn du dann spürst, wie deine Partnerin heißer und heißer und zunehmend feuchter wird, kannst du zur nächsten Phase übergehen und in langen, langsamen Zügen mit deiner Zunge über ihre gesamte Vulva lecken. Achte darauf, tatsächlich möglichst weit hinten – dort, wo ihre Vulva in den Damm übergeht – zu beginnen und auch wirklich bis an die Stelle zu lecken, wo ihre äußeren Schamlippen sich treffen. Am besten stellst du dir vor, du hättest einen leckeren Eisbecher vor dir, den du genießt – in diesem Fall einen besonders heißen Eisbecher.

**Lecken und Saugen**

Wenn du bislang alles richtig gemacht hast, sollte deine Partnerin zu diesem Zeitpunkt bereits äußerst erregt und Wachs in deinen Händen sein. Nun darfst du dich ihrer Klitoris zuwenden. Berühre sie zunächst nur sanft und ganz leicht mit der Zungenspitze. Erhöhe hier den Druck erst nach und nach, indem du deine Zunge anspannst. Lasse dich darauf ein, für einige Momente mit ihrem Kitzler zu flirten, ihn zu necken und ein wenig mit ihm zu spielen. Anschließend stehen dir alle Wege offen:

- Lecke mit hohem Druck und in langen Zügen vertikal oder (dies ist allerdings bei vielen Frauen nicht ganz so beliebt) horizontal über ihre Klitoris.

- Kreise um ihren Kitzler und sauge immer wieder an ihm.

- Alternativ kannst du ihren Kitzler auch möglichst tief in deinen Mund einsaugen und ihn gleichzeitig mit deiner Zunge umspielen.

- Lecke in Form eines V um ihre Liebesperle herum. Einmal von unten nach links oben, einmal von unten nach rechts oben.

- Imitiere einen intensiven, hemmungslosen Zungenkuss und verwöhne dabei ihre Vagina mit Lippen und Zunge.

- Gerade wenn euer Liebesspiel schon weit fortgeschritten und sie besonders erregt ist, genießen es viele Frauen, wenn du mit der Zunge in schnellem Rhythmus auf ihren Kitzler trommelst.

Das Wichtigste jedoch – wie so oft im Liebesspiel – sind zwei Dinge:

- dein Wille, ihr Gutes zu tun.

- deine Sensibilität für die Dinge, die sie mag, und das, was sie abtörnt.

**Deshalb:** Nimm ihre Klitoris einfach in den Mund, sauge an ihr, nutze deine Zunge und achte auf die Reaktionen ihres Körpers.

### Zungenfick

Leider ist mir für diese Spielart des Oralverkehrs kein passenderer Ausdruck eingefallen, aber ich vermute, du verstehst, was ich damit meine. Es geht an dieser Stelle darum, mit deiner Zunge so tief wie möglich in die Vagina der von dir Verwöhnten einzudringen. Allerdings kann ein reines Raus und Rein auf Dauer sehr anstrengend sein. Gern darfst du dazu eine Trockenübung machen und einmal antesten, wie häufig du deine Zunge in hohem Tempo möglichst weit rausstrecken und zurück hinter deine verschlossenen Lippen holen kannst. Schnell wird dir auffallen, dass du auf diese Weise kaum länger als ein oder zwei Minuten aushältst.

Deshalb solltest du immer wieder Pausen einlegen – allerdings nie ohne deine Partnerin dabei dennoch weiter zu verwöhnen. Prinzipiell stehen dir dazu – wenn du nicht auf Handarbeit umstellen möchtest – zwei Möglichkeiten zur Verfügung:

- Entweder du pausierst mit ausgestreckter Zunge, wenn diese tief in der Liebeshöhle deiner

Partnerin steckt. Dies eignet sich gut, um mit der Zunge eher ruhig und ausgiebig das Innere der Vagina zu erkunden.

- Alternativ – und das ist für dich deutlich angenehmer und wird auch von uns Frauen genossen –, hältst du immer wieder außerhalb ihrer Vagina inne, um mit deiner Zunge über ihre Schamlippen oder ihren Kitzler zu lecken.

Unabhängig von der konkreten Technik beherzigt der wahre Gentleman die folgenden Tipps und Tricks:

- Puste gelegentlich vorsichtig, sanft und gezielt auf ihre Muschi oder ihre inneren Oberschenkel.

- Vermeide es, nach dem Orgasmus – natürlich ist der Orgasmus der Frau gemeint ;) – weiterhin ihren Kitzler zu verwöhnen oder auch nur zu berühren. Dies mag dir erotisch erscheinen, für die Frau ist es das in der Regel nicht wirklich.

- Falls dies bei deiner Partnerin möglich ist und sie es genießt, solltest du ihren Kitzler so ähnlich behandeln, wie du es dir für deinen Penis wünschst. Ziehe also ihre Vorhaut (ja, auch die Klitoris hat eine Vorhaut) sanft mit den Fingern zurück und kümmere dich dann mit deinem Mund um ihn.

**Anilingus**

Außerdem – und gerade ich möchte das nicht unerwähnt lassen – existiert auch noch meine Lieblingsvariante des Oralverkehrs: Anilingus! Wenngleich die Hauptdozentin bei meiner Ausbildung zur Sexualberaterin großen Wert darauf legte, dass der Begriff Analingus aus der Sicht der Altphilologin (so heißt die Dame, die sich mit toten Sprachen und somit mit Latein beschäftigt) nicht korrekt ist, verwende ich ihn dennoch. Von daher und im allgemeinen Sprachgebrauch: Anilingus oder Analingus. Gebräuchliche Alternativen sind das Zungenanal oder Rimming bzw. Rim-Job (mein alter Englischlehrer würde wohl ausflippen, müsste er heute noch meine Eindeutschungen der englischen Begriffe vernehmen).

Dabei leckst oder penetrierst du den Anus deiner Partnerin mit der Zunge. Seltsamerweise berichten selbst Frauen, die Analverkehr vollkommen ablehnen, davon, Anilingus außerordentlich zu genießen. Ein

Grund dafür, dass Frauen (wie auch Männer) diese Spielart des Oralverkehrs so sehr genießen und dabei so schnell zum Orgasmus kommen, ist die Vielzahl an Nervenenden, die an dieser Stelle des Körpers zusammenlaufen.

## *Sexualakt*

Wahrscheinlich wundert es dich, dass dieses Kapitel zum eigentlichen Kern des sexuellen Geschehens nicht unbedingt das ausführlichste Kapitel ist. Dies liegt daran, dass der tatsächliche Sexualakt für uns Frauen in der Regel eben nicht den wirklichen Kern unserer Lust ausmacht. In anderen Worten: Wenn das Vorspiel stimmig war und du uns ausführlich geleckt hast, ist die Wahrscheinlichkeit hoch, dass wir unseren ersten Orgasmus bereits hatten oder aber so kurz davor stehen, dass dieser sich bei nahezu jeder Form des Geschlechtsverkehrs automatisch einstellt. Deshalb möchte ich mich an dieser Stelle auf vier Aspekte beschränken:

- Stellungen beim Sex – hier reicht es, auf einige wenige einzugehen

- Handarbeit – nicht nur als Vorspeise, sondern eben auch als Begleitung des Hauptgangs

- Vorzeitiges Kommen – ein bei Männern häufiges Problem

### *Stellungen und Co.*

In der einschlägigen Ratgeberliteratur, vor allem aber im Internet, finden sich Beschreibungen einer Vielzahl unterschiedlicher, teilweise äußerst exotischer und akrobatischer Stellungen, die euer Vergnügen beim Liebesspiel fördern sollen. Ich jedoch möchte darauf verzichten, an dieser Stelle wirklich jede einzelne, noch so abgefahrene Stellungen zu erklären. Dies ist für einen Ratgeber wie diesen nicht zielführend. Denn weder ist es dein Ziel, zum Zirkusakrobaten zu mutieren und den Liebesakt als Ersatzworkout für den Besuch des Fitnessstudios zu nutzen, noch ist es die möglichst große Anzahl unterschiedlicher Stellungen, die der Frau Lust bereitet. Dein Ziel ist es, deiner Partnerin einen Orgasmus zu bescheren, und genau dabei werde ich dir helfen – mit der Konzentration auf die drei Standardstellungen, die beim Sex üblicherweise praktiziert werden. Wenn es dir gelungen ist, deine Partnerin bzw. deine Partnerinnen regelmäßig zum Höhepunkt zu führen, kannst du liebend gern mit weiteren Stellungen experimentieren, musst es aber nicht.

Statt Tausende unterschiedlicher Stellungen oberflächlich zu erklären, werde ich bei den drei Stellungen, die ich darstelle, wirklich in die Tiefe gehen und dir Variationen und sich dabei auftuende Chancen aufzeigen.

**Missionarsstellung**

Die erste Stellung ist nicht allein deshalb als langweilig verschrien, weil sie wohl die am häufigsten praktizierte ist, sondern auch wegen ihres spießigen Namens: Missionarsstellung. Dabei eignet sich diese Stellung nicht nur für Anfänger und Schüchterne, sondern sollte fester Bestandteil im Repertoire des Sexprofis sein. Dies zeigt auch die Tatsache, dass sie in sämtlichen Studien zu den am häufigsten praktizierten Stellungen zählt. Besonders gut lassen sich in ihr Nähe, Intimität und Hingabe aufbauen – Dinge, die für die meisten Frauen notwendig sind, um zu entspannen und zum Höhepunkt zu kommen. Achte in dieser Stellung daher darauf, deiner Partnerin in die Augen zu sehen und dich völlig auf sie zu konzentrieren.

Die Möglichkeiten dieser Stellung sind vielfältig. Du kannst …

- besonders tief in deine Partnerin eindringen,
- deinen Arm unter ihren Kopf schieben und sie fest und innig an dich drücken,
- ihr liebevolle oder – je nach Bedarf – schmutzige Wörter ins Ohr flüstern,
- deine Partnerin auf den Mund küssen oder dich an ihrem Hals festsaugen,
- ihre Brüste streicheln oder mit Zunge und Lippen liebkosen,
- ihren Po kneten, massieren und mit einem Finger in ihren Anus eindringen.
- Wenn du deinen Oberkörper etwas anhebst, kannst du sogar ihre Klitoris mit dem Finger massieren. (Erinnere dich zurück an das Kapitel, in dem du erfahren hast, wie wichtig die Stimulation ihres Kitzlers ist!)

Außerdem: Diese Stellung ist sowohl für Frauen als auch für Männer bequem und entspannend.

Denn weshalb sollte befriedigender Sex unbedingt mit gezerrten Muskeln, aufgescheuerten Knien und Muskelkater einhergehen? Das schlechte Image der Missionarsstellung kommt vermutlich auch daher, dass diese von vielen ausschließlich mit Kuschelsex assoziiert wird. Dabei kann es auch in dieser Stellung heftig, hemmungs- und zügellos zugehen.

Konkrete Tipps:

- Ein Kissen unter dem Po der Frau erhöht ihr Becken und führt dazu, dass du besonders tief eindringen und sie härter ficken kannst.

- Auch wenn die Frau ihre Beine anzieht, ermöglicht sie es dir, besonders tief einzudringen.

- Wenn deine Partnerin ihre Beine in der Missionarsstellung um dich schlingt und hinter deinem Rücken oder Gesäß die Füße überkreuzt, kann sie deinen Rhythmus steuern und dir helfen, sie besonders hart zu nehmen.

- Indem du nicht auf deiner Partnerin liegst, sondern zwischen ihren Beinen kniest (ja, ich weiß, für viele ist dies keine Missionarsstellung mehr), hast du größere Bewegungsfreiheit. Diese kannst du nutzen, indem du ihre Klitoris mit der Hand massierst oder ihre Brüste anfasst.

- In dieser Stellung kann deine Partnerin sogar versuchen, ihre Beine auf deinen Schultern abzulegen, sodass du besonders tief eindringen kannst.

**Reiterstellung**

Das Pendant zur Missionarsstellung ist wohl die Reiterstellung. Hier liegt nicht die Frau auf dem Rücken, sondern der Mann. Dabei sitzt deine Partnerin auf dir und reitet dich wie ein Pony (oder eben wie einen starken Hengst). Diese Stellung wird ebenfalls häufig praktiziert, eignet sich für die meisten Frauen jedoch nicht, um zum Orgasmus zu kommen. Ich habe sie hier dennoch aufgeführt, da sie viele Frauen so stark erregt, dass diese kurz vor dem Orgasmus stehen, den sie dann nach einem Stellungswechsel schnell erreichen.

Die Vorteile dieser Stellung sind vielfältig:

- Als Reiterin ist es deine Partnerin, die Tempo und Tiefe der Stöße bestimmt.

- Auch kann sie den Winkel variieren, in dem dein Penis in sie eindringt, sodass das Areal, an dem angeblich der G-Punkt liegt, vor allem aber ihre Klitoris entsprechend stimuliert werden.

- Außerdem genießen viele Frauen das Gefühl der absoluten Kontrolle über ihren Partner.

- Du hast in dieser Stellung beide Hände frei und kannst nahezu ihren ganzen Körper erforschen und liebkosen. Streichle ihre Brüste, ihren Po und massiere ihre Klitoris.

- Außerdem kannst du – wenn sie es etwas härter mag – ihren Po fest kneten und auf deinem Schwanz auf und nieder bewegen, sodass du nach und nach die Kontrolle übernimmst.

- Auch ihr Anus lässt sich hier gut mit einem oder mehreren Fingern penetrieren.

- Probiere einmal, einzelne Finger oder die ganze Hand in den Mund deiner Partnerin einzuführen. Es gibt vermutlich mehr Frauen, als du dir vorstellen kannst, die darauf stehen und sofort beginnen werden, exzessiv an deinen Fingern zu saugen.

Besonders wichtig finde ich vor allem in dieser Stellung, dass du klar kommunizierst, dass es dir um ihren Genuss, um ihren Orgasmus geht. Viele Frauen haben aufgrund ihrer Erziehung das Gefühl, dem Mann zu Diensten sein zu müssen und ihm ein tolles Erlebnis bescheren zu müssen. Signalisiere ihr, dass es ihre Lust ist, die im Mittelpunkt steht.

Außerdem bietet diese Stellung zahlreiche Variationsmöglichkeiten:

- Wenn sie sich aufrichtet und ihr Becken nach hinten schiebt, ändert sich der Winkel, in dem dein Penis in ihre Vagina eindringt, sodass sie stärkeren Druck verspürt.

- Auch ist es möglich, dass sie nicht über dir kniet, sondern über dir hockt. Das ist auf Dauer zwar etwas anstrengend, gibt vielen Frauen jedoch die Möglichkeit, ihren Partner besonders hart zu ficken.

- Wird ihr dies zu anstrengend, ist es noch immer möglich, sich in dieser Stellung einfach auf dich zu legen. Nun ist es an dir, ihr Becken leicht anzuheben und sie von unten mit Stößen deines Beckens zu penetrieren.

- Eine mögliche Variante ist bereits ein erster Stellungswechsel. Dabei sitzt deine Partnerin weiterhin auf dir, zieht jedoch ihre Knie nach vorn und signalisiert dir, dass auch du deinen Oberkörper anheben sollst. Wenn du nun ebenfalls deine Knie anziehst, könnt ihr euch besonders innig umarmen und dabei weiter lieben.

**Doggystyle**

Eine der beliebtesten Stellungen bei Frauen ist die, vor der gerade schüchterne, wenig erfahrene Männer häufig zurückschrecken: Der Doggystyle! Zu sehr haben Männer hier das Gefühl, uns arme Frauen lediglich zu benutzen – ohne dabei zu realisieren, dass wir gerade diese Stellung besonders intensiv genießen und in ihr besonders schnell kommen. Außerdem genießt nahezu jede erfahrene, selbstbewusste Frau das Wissen um den heißen Anblick, den sie euch bietet, wenn sie keuchend und mit durchgedrücktem Rücken vor euch kniet und ihren Arsch unter eurem Blick bewegt. Wir lieben Sex und wir lieben es, sexy auszusehen!

Auch die Vorteile dieser Stellung sind vielfältig:

- Du kannst deine Partnerin mit beiden Händen streicheln, was in dieser Stellung besonders wichtig ist, da viele Frauen aufgrund des fehlenden Blickkontakts unsicher sind.

- Hier kann dein Penis besonders tief eindringen, wodurch ein eventuell etwas kleineres bestes Stück nicht ganz so negativ ins Gewicht fällt.

- Außerdem kann die Dame deines Herzens bzw. deiner Begierde hier problemlos die eigene Klitoris zusätzlich zu deiner Penetration mit den Fingern einer Hand stimulieren.

- Auch du kannst, wenn du dich nach vorn beugst und mit einem Arm abstützt, die andere Hand nutzen, um deine Partnerin zusätzlich zu stimulieren.

- Die anale Penetration mit deinem Daumen ist problemlos möglich und erregt viele Frauen zusätzlich.

Manche Frauen haben bei dieser Stellung mit einigen Problemen zu kämpfen. Dabei kannst du ihnen jedoch helfen:

- Die intensive und besonders tiefe Penetration kann zum Problem werden, wenn du besonders gut bestückt bist und deiner Partnerin bei tiefen, heftigen Stößen Schmerzen zufügst. Hier helfen zunächst Gleitgel und ausgiebiges Vorspiel. Solltest du allerdings am Ende der Vagina gegen den Gebärmutterhals stoßen, kann dies sehr schmerzhaft für deine Partnerin sein. Beginne deshalb vorsichtig und registriere es, wenn deine Partnerin sich von dir wegbewegt. Akzeptiere, dass sie nicht ganz so tief penetriert werden möchte. Möglicherweise hilft es dir, dich zu kontrollieren, wenn du eine Hand zwischen ihr Gesäß und dein Becken schiebst.

- Manche Frauen, vor allem Frauen mit etwas weiblicheren Rundungen, stören sich an ihrem Bauch, der in dieser Stellung durch die böse, böse Schwerkraft nach unten gezogen wird. Hier kann ein Kissen oder eine zusammengerollte Decke unter demselben Abhilfe verschaffen – und natürlich jede Menge Einfühlungsvermögen.

- Ein extremer Größenunterschied kann dazu führen, dass Penis und Vagina nicht auf einer Höhe liegen, was zu Verrenkungen beider beteiligter Parteien führt. Hier helfen euch einige Kissen unter deinen oder ihren Knien.

- Wenn du nicht tief genug eindringen kannst, hilft ein Doggystyle-Strap oder ein umfunktionierter (stabiler!) Schal. Mit diesem ziehst du deine Partnerin besonders nah an dich heran, kannst den Winkel der Penetration an ihre Bedürfnisse anpassen und dringst besonders tief in sie ein.

Nachdem wir gerade bei Hilfsmitteln waren … Die Doggystyle-Position eignet sich super, um weitere Hilfsmittel einzusetzen. Ein Analdildo im Po oder ein vibrierender Auflegevibrator auf der Klitoris deiner Partnerin sendet Wellen der Erregung durch ihren Körper.

### *Handarbeit*

Eigentlich hatten wir die gute alte Handarbeit ja schon in einem der vorherigen Kapitel behandelt – nun jedoch möchte ich sie direkt in den eigentlichen

Geschlechtsakt integrieren.

Überraschend viele Männer denken beim Fingern ausschließlich ans Petting, das sie bei Teenagerpaaren verorten, die sich noch nicht an den eigentlich Akt heranwagen. Dabei kann das passende Fingerspiel auch den Liebesakt erfahrener Paare besonders intensiv und befriedigend gestalten. Dies ist nur logisch: Denn wenn es Männern schon im Vorspiel allein mithilfe ihrer Hände gelingt, eine Frau zum Orgasmus zu führen, sollte dies beim eigentlichen Akt doch noch leichter gelingen! Wenn du nicht nur Zunge und Schwanz verwenden möchtest, um die sexuelle Lust deiner Partnerin zu steigern, solltest du unbedingt Folgendes beachten:

Pflege deine Hände, vor allem aber deine Fingernägel. Regelmäßiges Eincremen und kurz geschnittene Fingernägel ohne schwarze Ecken und Kanten sind ein absolutes Muss. Andernfalls bereitest du ihr eher Schmerzen als Lust. Regelmäßige Maniküre ist also nicht allein Frauensache, sondern auch Zeichen des gepflegten, aufmerksamen Mannes. Dass deine Hände gewaschen sein sollten, erwähne ich an dieser Stelle nicht extra – das sollte eine Selbstverständlichkeit sein!

Nun aber zum eigentlichen Einsatz deiner Hände: Unabhängig von der Stellung, in der du deine

Partnerin gerade penetrierst, solltest du gerade in der Anfangszeit, wenn ihr noch nicht wirklich aufeinander eingespielt seid, darauf achten, mit der Hand ihre Klitoris ohne größere Verrenkungen erreichen zu können. Natürlich ist jede Frau anders gebaut und hat ihre eigenen Vorlieben, doch für die meisten gilt: Neben der Penetration ist die Stimulierung ihrer Klitoris notwendig, um zum Orgasmus zu kommen.

Beginne am besten damit, ihren Kitzler mit sanftem Druck und kreisenden Bewegungen deiner Finger zu verwöhnen. Sei dabei aufmerksam und verlangsame parallel dazu gern das Tempo deiner Stöße, um euch beiden die Möglichkeit zu geben, sich ganz auf das zusätzliche Element in eurem Liebesspiel zu konzentrieren. Vergiss bitte (nahezu) alles, was du in Pornos gesehen hast – es geht definitiv nicht darum, nun wie wild ihre Klitoris zu rubbeln. Dies empfinden die meisten Frauen als unangenehm, schmerzhaft und abtörnend.

Achte auf die Signale, die deine Partnerin dir sendet, und darauf, was ihr gefällt und guttut. Lass von Zeit zu Zeit von ihrer Klitoris ab und weite dein Zielgebiet aus. Streichle die Innenseite ihrer Oberschenkel und ihre inneren und äußeren Schamlippen, massiere die über ihrem Kitzler liegende Region und ihren

Damm – also die Stelle zwischen Vagina und Anus.

Wenn deine Partnerin dir grünes Licht gibt, kannst du Druck und Geschwindigkeit deines Fingerspiels langsam erhöhen.

Würdet ihr euch noch mitten im Vorspiel befinden, würde ich dir jetzt raten, langsam Zeige- oder Mittelfinger in ihre Scheide einzuführen. An dieser Stelle dieses Ratgebers jedoch wäre diese Empfehlung nicht ganz so sinnvoll – aktuell ist ihre Vagina ja noch besetzt. ;) Allerdings – und hier ist mal wieder dein Einfühlungsvermögen gefragt – steht dir noch eine weitere Körperöffnung zur Verfügung. Mit etwas Speichel oder Gleitgel angefeuchtet, kannst du einen Finger in ihren Anus einführen. Diese zusätzliche anale Stimulierung führt viele von uns innerhalb kürzester Zeit zum Orgasmus. Bitte geh dabei jedoch sehr vorsichtig und einfühlsam vor, da viele meiner Geschlechtsgenossinnen ein Problem damit haben, anal penetriert zu werden.

### *Vorzeitiger Samenerguss*

Vorzeitiger Samenerguss (oder auch Ejaculatio praecox) ist eine sexuelle Funktionsstörung, bei der du als Mann so schnell kommst, dass der Geschlechtsverkehr für deine Partnerin nicht befriedigend ist. Ohne nun mit der Stoppuhr neben dem Bett stehen zu wollen und obwohl die Unterschiede zwischen euch Männern hier teilweise extrem ausfallen, kann ich dir sagen, dass der durchschnittliche Mann – so es ihn denn gibt – je nach Erregungszustand den Sexualakt etwa fünf Minuten durchführen kann, bevor er zum Orgasmus kommt. Dieser schnelle frühzeitige Orgasmus lässt sich selbst mit größter Willensanstrengung nicht zurückhalten.

Dies ist für beide Partner belastend, da den Mann in der Regel ein schlechtes Gewissen quält, während die Frau in der Partnerschaft keine sexuelle Erfüllung findet. Aber auch viele betroffene Männer leiden darunter, dass sich in der Kürze der Zeit keine wirkliche sexuelle Erregung und kein wirklicher Genuss aufbauen lässt. Laut der aus dem Jahr 2006 stammenden PEPA-Studie leiden etwa 20 Prozent aller Männer unter vorzeitigem Samenerguss. Solltest du ebenfalls betroffen sein, kann es dich vielleicht etwas trösten, dass du nicht allein bist! Das Schlimmste, das du als Mann in einer derartigen Situation machen kannst, ist, das Vorspiel zu verkürzen. Einige erhoffen sich dadurch, selbst weniger erregt zu sein und beim eigentlichen Akt länger durchhalten zu können. Die Folge eines derartigen Vorspiels »light« ist ein mangelnder Erregungszustand der Frau, der unter Umständen zu mangelnder vaginaler Feuchtigkeit und infolgedessen zu einem schmerzhaften, unbefriedigenden Geschlechtsverkehr führt.

Am besten kontaktierst du als Betroffener einen Urologen – ja, genau! Das ist der Frauenarzt für Männer, den diese jedoch nur ungern aufsuchen.

Außerdem haben sich die folgenden Tricks, Techniken und Hilfsmittel bewährt:

- Sprich mit deiner Partnerin! Wir sind weder Monster noch Hexen – und dankbar für deine Offenheit. Das Problem bemerken wir ja sowieso.

- Darüber hinaus empfiehlt sich auch in monogamen Beziehungen die Verwendung von Kondomen, da diese – vor allem etwas stärkere und weniger mit dem Attribut gefühlsecht beworbene – die Reibung und Erregung etwas reduzieren.

- Die gleiche Funktion erfüllt auch die Verwendung von Gleitgel, falls die Dame deines Herzens nicht ausreichend feucht wird und du gut und gern auf maximale Reibung verzichten kannst.

- Außerdem ist es eine tolle Idee, nach dem ersten, vorzeitigen Samenerguss eine kurze Pause einzulegen, zu Kräften zu kommen und sich auf eine zweite Runde einzulassen. Durch den ersten Samenerguss verzögert sich der zweite Orgasmus in der Regel ganz entscheidend, sodass nun auch die Dame auf ihre Kosten kommt. Im Zweifelsfall hilft die mittlerweile schon gute alte blaue Pille, eine zweite Runde zu ermöglichen. Frag unbedingt deinen Urologen!

- Erfolg versprechend ist die Behandlung mit speziellen Cremes, die anästhesierend wirken und die Empfindlichkeit deines Schwanzes reduzieren. Bitte sei bei der Verwendung solcher Cremes oder Gels vorsichtig und verwende unbedingt ein Kondom. Andernfalls überträgst du die Creme auf die Vagina deiner Partnerin, was sich definitiv nicht orgasmusfördernd auswirkt.

- Medikamentös lässt sich vorzeitiger Samenerguss mit dem verschreibungspflichtigen

Wirkstoff Dapoxetin behandeln – dazu sage ich jedoch nichts! Das überlasse ich deinem Urologen!

- Nur der Vollständigkeit halber erwähne ich an dieser Stelle Stimulationstechniken wie die Start-Stopp-Technik oder die Squeeze-Technik. Diese sind erfahrungsgemäß ineffizient und wenig lustfördernd. Solltest du dich dafür interessieren, ist *google* dein Freund – nicht jedoch ein ernst gemeinter Ratgeber wie dieser!

## *Zu guter Letzt …*

… kommt der beim Sex und bei diesem Ratgeber wohl wichtigste Ratschlag für dich und deine Partnerin: Sex ist nicht immer perfekt, clean und – wie ich es nenne – pornolike!

- Wir Normalos, und da schließe ich sowohl uns Frauen als auch euch Männer mit ein, haben nun mal das ein oder andere Speckröllchen und die ein oder andere Problemzone.

- Wir sind eben nicht so beweglich wie eine Yogatrainerin und das Nachspielen des Kamasutras oder des letzten Pornofilms führt bei uns zu Zerrungen und Muskelkater.

- Wir – und damit meine ich vor allem euch Männer – können nun mal nicht immer wie der gestählte Hengst des letzten FSK-18-Films stundenlang vögeln, bevor wir kommen. In vielen Fällen wird bereits nach einigen wenigen Minuten abgespritzt und das war's.

- Wir – und damit meine ich vor allem uns Frauen – haben den Kopf nicht immer frei und kommen demzufolge nicht immer zum Orgasmus.

Von daher, und damit wende ich mich zwar vor allem an euch Männer, in gewisser Weise aber auch an eure Partnerinnen, bitte ich euch: Habt Verständnis füreinander. So wie du keinen blöden Spruch hören möchtest, wenn das Liebesspiel bereits nach neunzig Sekunden mit deinem Orgasmus endet, so wollen wir nicht unter Druck gesetzt werden, wenn wir einmal nicht kommen.

Und damit endet dieser Ratgeber ähnlich und doch so ganz anders, als er beginnt. Denn manchmal stimmt es halt doch:

**»Schatz, ich liebe dich und genieße den Sex mit dir auch dann, wenn ich einmal nicht komme.«**

# *Verwendete Literatur*


- Burri, Andrea; Cherkas Lynn; Spector Tim: Genetic and environmental influences on self-reported G-Spots in Women: A twin study. In: Journal of Sexual Medicine 7(5):1842–1852. Mai 2010.
- Gräfenberg. Ernest: The Role of the urethra in female orgasm. In: The International Journal of Sexology. Band 3/1950, S. 145–148.
- Kilchevsky, Amichai; Vardi, Yoram; Lowenstein, Lior; Gruenwald, Ilan: Is the female G-spot truly a distinct anatomic entity? In: Journal of Sexual Medicine 9(3):719-26. März 2012
- Kirshenbaum, Sheril: The Science of Kissing: What Our Lips Are Telling Us. 2011.
- Lehmann, Anja; Rosemeier, Hans-Peter; Grüsser-Sinopoli, Sabine: Weibliches Orgasmuserleben: vaginal – klitoral? In: Sexuologie, Band 10/Heft 4/2003, S. 128-133.
- Marcies, Eliajah: The Evolutionary Origin of Female Orgasm. 2001.
- Schneider, Katharina: Das Leben ist zu kurz für schlechten Sex. Online unter: https://www.huffingtonpost.de/entry/orgasmus-sex-klitoris_de_5ae198cae4b055fd7fc8723d?ncid=yhpf
- Tiemann, Dr. Arne: Vorzeitiger Samenerguss (Ejaculatio praecox). Online unter:https://www.urologenportal.de/patienten/patienteninfo/patientenratgeber/vorzeitiger-samenerguss.html
- Vance, E. B.; Wagner, N. N. (1976). Written descriptions of orgasm: A study of sex differences. Archives of Sexual Behavior, 5(1), 87–98.
- Wikipedia. O. A. Gräfenberg-Zone. Online unter: https://de.wikipedia.org/wiki/Gräfenberg-Zone
- Wylie, Kevan. 2006. The Durex Global Sexual Wellbeing.
- Die Zitate stammen aus folgenden Quellen (in der auftretenden Reihenfolge):
- Kompaktlexikon der Biologie. Orgasmus. O. A. Online unter: https://www.spektrum.de/lexikon/biologie-kompakt/orgasmus/8452 Zuletzt abgerufen am 04.04.2019
- Bischof, Karoline. 2008. Orgasmusstörungen der Frau. In: P. Gehrig und K. Bischof (Hrsg.), Leitfaden Sexualberatung für die ärztliche Praxis. Zürich: Pfizer AG. Online unter: https://www.ziss.ch/veroeffentlichungen/orgasmusstoerungen_der_frau.pdf Zuletzt abgerufen am 04.04.2019
- Marcies, Eliajah: The Evolutionary Origin of Female Orgasm. 2001, S. 13. Eigene Übersetzung.

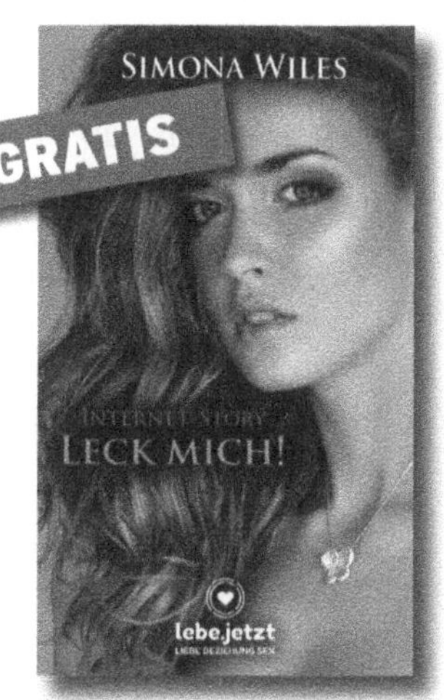


## LESEPROBE:

### SIMONA WILES
# LECK MICH!

»Sie haben also noch nie in Ihrem Leben einen Orgasmus gehabt?«

Der Sexualtherapeut saß ihr gegenüber auf seinem Sessel und blickte sie freundlich an. Celia balancierte auf der vordersten Kante des Sofas, die Hände verkrampft im Schoß. Ihre Handtasche hatte sie neben sich abgestellt.

Das Zimmer war groß und gemütlich eingerichtet, gar nicht so, wie sie es erwartet hätte. Hinter dem Therapeuten konnte Celia durch die riesigen Fenster in den weitläufigen Garten blicken. Rechts von ihr bedeckten hohe Bücherregale die Wand, links befand sich eine weitere Tür, die geschlossen war. Zumindest war diese Praxis nicht steril wie normale Arztpraxen. Aber der Typ ihr gegenüber war ja auch kein herkömmlicher Arzt, trotz seines Doktortitels. Nein, er war Sexualtherapeut, und deshalb hatte sie auch den

Weg hierher gewagt. Eine Frau als Gegenüber wäre ihr lieber gewesen, aber im näheren Umkreis gab es keine entsprechende Therapeutin. Also musste sie mit ihm vorliebnehmen.

»Richtig.« Celia nickte nervös. Das Thema war ihr peinlich.

»Viele Frauen hatten noch nie einen Orgasmus und es stört sie nicht. Das sage ich nicht, um Ihr Bedürfnis herabzusetzen, sondern um herauszufinden, warum Sie hier sind. Belastet es Sie?«

»Ja – vor allem meine Ehe ist dadurch belastet …«, stotterte Celia.

»Kommen Sie, weil Ihr Mann das möchte, oder weil Sie selbst es möchten?«

Celia wusste nicht, wie sie antworten sollte. Der Druck, den ihr Mann auf sie ausübte, war enorm. Und je mehr er zu der Überzeugung gelangte, sie sei frigide, desto unsicherer wurde sie. In letzter Zeit hatte sie überhaupt keine Lust mehr auf Zärtlichkeiten. Was ihrem Mann wiederum schwer zu schaffen machte.

Celia liefen die Tränen über die Wangen, als sie all das dem Mann ihr gegenüber erklärte, der verständnisvoll nickte und mit kurzen Fragen Klarheit in diese verfahrene Situation zu bringen versuchte.

»Sie lieben Ihren Mann?«

Celia zögerte. »Eigentlich schon …«

»Es wäre gut, wenn er auch hier wäre.« Der Therapeut runzelte die Stirn.

»Das wird er nie tun, denn seiner Meinung nach liegt es ja nur an mir!« Abgesehen davon, dass er gar nicht wusste, dass sie einen Sexualtherapeuten aufsuchte – und es auch nicht erfahren sollte.

»Nein, es liegt nicht nur an Ihnen. Sex ist eine gemeinsame schöne Erfahrung, die für beide erfüllend sein sollte, ohne Stress. Und wenn die Partner sich lieben, dann setzen sie alles daran, dem anderen Gutes zu tun. Aber gut« – jetzt richtete der Therapeut sich auf – »vielleicht wird Ihr Mann im Laufe der Zeit doch noch dazustoßen. Bis dahin sind schon mal Sie hier und ich freue mich, dass Sie so mutig sind!« Er lächelte Celia warmherzig an.

Sie begegnete seinem Blick mit einem scheuen Lächeln.

»Bis wir uns wiedersehen, habe ich Hausaufgaben für Sie.«

»Hausaufgaben?«

»Ja. Wenn Sie für sich allein sind und wirklich Ruhe haben, also auch Ihr Mann nicht da ist, dann haben Sie die Aufgabe, Ihren Körper zu erforschen.«

Celia wurde unruhig. »Was meinen Sie? Ich kenne meinen Körper, schließlich wasche ich ihn täglich!«

Der Therapeut lachte: »Nein, nicht so. Streicheln Sie sich. Überall dort, wo Sie es mögen. Überlegen Sie, was Ihnen gefallen würde. Erkunden Sie Ihren Körper von oben bis unten. Entdecken Sie, dass Sie schön sind – denn Ihr Mann weiß das, das kann ich Ihnen garantieren!«

Jetzt war sie verlegen. »Und dann?«

»Wenn Sie es möchten, dann masturbieren Sie. Wenn nicht, dann nicht. Nur was Ihnen persönlich gefällt, geschieht.« Der Therapeut stand auf und reichte ihr die Hand. »Wir sehen uns in einer Woche wieder. Bis dahin wünsche ich Ihnen eine schöne und entspannte Zeit!« Er zwinkerte sie freundlich an und geleitete sie hinaus.

Celia stand verwirrt auf der Straße und musste sich erst einmal orientieren. Sollte sie den Bus nach Hause nehmen oder lieber ein Stückchen laufen? Sie entschied sich für Letzteres, um ihre Gedanken zu ordnen.

Dieser Therapeut schien nur wenig älter als sie selbst zu sein. Vor allem sah er gut aus. Na ja, ihr Mann Bernd sah auch prima aus, aber eben anders. Nur in letzter Zeit, da war er immer wieder so komisch.

Dann sah er sie seltsam an und zog sich zurück, sobald sie nachfragte. Sie hatten schon ein paar Wochen keinen Sex mehr gehabt, nicht mehr, seitdem er sie als frigide beschimpft hatte. Sie selbst vermisste eigentlich nichts. Das Thema Orgasmus war für sie nie im Raum gestanden, denn sie genoss es, wenn Bernd und sie zärtlich zueinander waren und er sie begehrenswert fand.

Um ihre Ehe zu retten, hatte sie schließlich die Nummer dieses Therapeuten herausgesucht und einen Termin ausgemacht. Jetzt stand sie da, wusste immer noch nicht, was ihr fehlte, und hatte zusätzlich eine Hausaufgabe aufgebrummt bekommen. »Na super!«, murmelte sie vor sich hin, während sie mit schnellen Schritten ihrer gemeinsamen Wohnung zustrebte. Wenigstens die frische Luft tat ihr gut.

Als sie die Tür aufschloss, merkte sie gleich, dass Bernd nicht da war. Das war nichts Ungewöhnliches, manchmal musste er beruflich kurzfristig weg und es war unsicher, wann er wieder auftauchen würde. Aber spätestens zum Abendessen würde er sicher da sein. Bis dahin waren es noch drei Stunden, wie sie beim Blick auf die Wanduhr feststellte. Hm. Zeit genug also, um ihre Hausaufgabe in Angriff zu nehmen ...

# Weitere erotische Ratgeber:

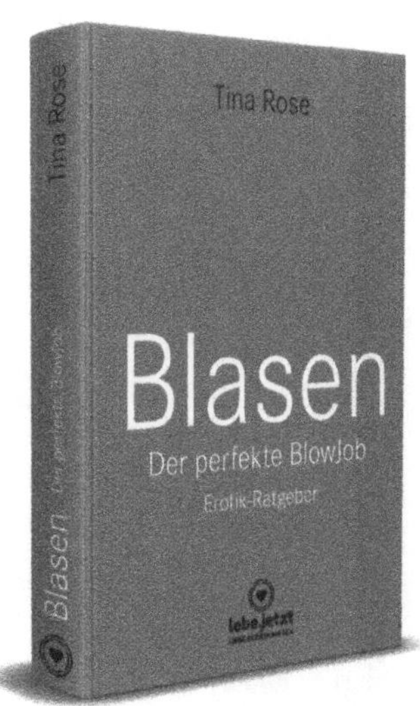


Alle Männer lieben einen guten BlowJob.

Daher freue ich mich darauf, dich auf eine Reise zum perfekten Blowjob zu entführen.

Denn eine Frau, die die Kunst des Blasens richtig beherrscht, kann ihrem Partner unglaubliches Vergnügen bereiten.

Netter Nebeneffekt:
Ein Kerl, der dich als BlowJobGöttin kennenlernt, wird dir aus der Hand fressen ...

Deine Tina Rose

# Weitere erotische Ratgeber:

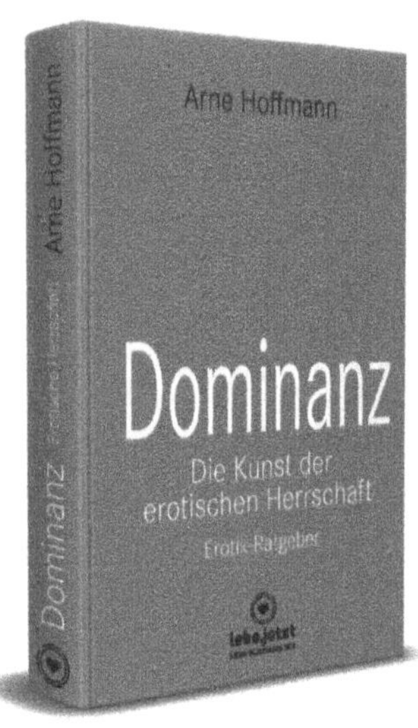


Wie gehst du am besten vor, wenn du deinen Partner zu deinem Sklaven machen möchtest? Mit welchen Techniken wirkst du auf erregende Weise dominant? Wie kannst du deinen Partner am raffiniertesten demütigen und bestrafen? Und worauf musst du achten, um ungewollte Schäden zu vermeiden? Die Antworten auf all diese Fragen findest du in diesem Buch - und viele Ideen für fantasievolle Erniedrigungen gibt es dazu. So lernst du Schritt für Schritt die Kunst der erotischen Herrschaft und gestaltest aus der Unterwerfung deines Partners ein erregendes Erlebnis für euch beide.

Herzliche Grüße

Arne Hoffmann

# Weitere erotische Ratgeber:

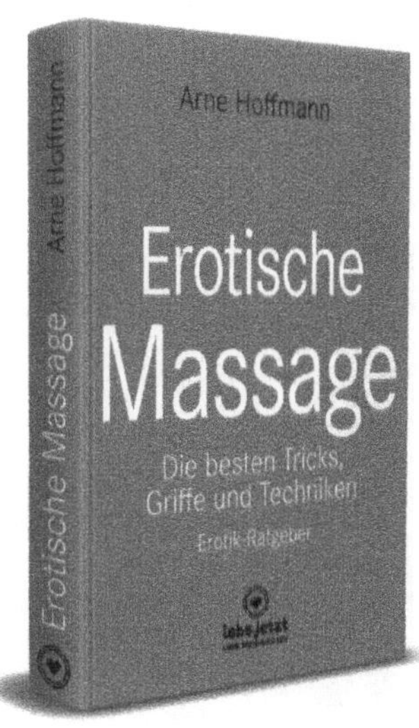


Eine sinnliche Massage kann eine der beglückendsten sexuellen Aktivitäten sein, die es gibt. Wenn man dann noch die besten Tricks, Griffe und Techniken beherrscht, um lustvolle Gefühle zu erzeugen, wird daraus ein geradezu himmlisches Erlebnis. Dieser Ratgeber verrät dir eine Unmenge an Tipps, aus denen du dich nur noch zu bedienen brauchst: Du wirst lernen, wie du die ideale Atmosphäre erzeugst, welche Körperzonen du auf welche Weise berühren kannst, um deinen Partner besonders heftig zu erregen, und wie du dafür sorgst, dass auch du diese Massage bis zu ihrem Höhepunkt genießt.

Herzliche Grüße

Arne Hoffmann

# Weitere erotische Ratgeber:

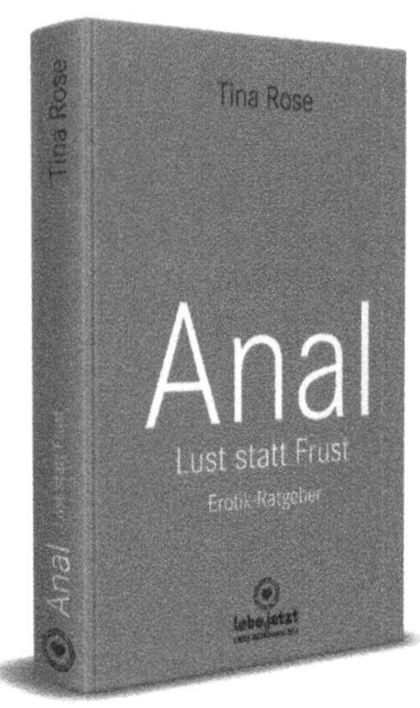


Wild, verrückt und durchgeknallt ...

Egal welch Mauerblümchen du nach außen hin auch sein magst, tief in dir hast auch du eine animalische Seite.

Analverkehr ist die Chance, deine wilde Seite auszuleben und dich von den Fesseln der Gesellschaft zu befreien.

Lass uns gemeinsam Lust statt Frust und diese animalische Seite des Lebens spüren ...

Deine Tina Rose